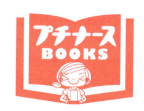

わかる！使える！
バイタルサイン フィジカルアセスメント

著 中村充浩

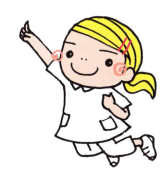

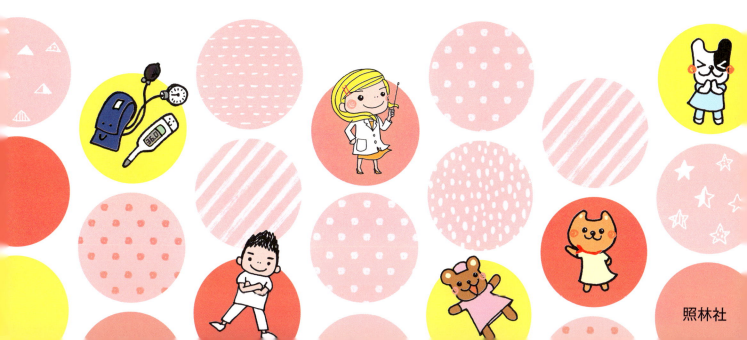

照林社

は じ め に

みなさん、こんにちは。

医療や看護の世界では日々新しい治療法や、新しいエビデンスをもとにした看護援助が開発されています。それに伴って看護師に求められる知識や技術はどんどん増えて、専門看護師や認定看護師など看護の専門性もより細分化しています。患者さんの命を守る専門職である看護師として、最新の知識や技術を修得し患者さんに適応するのは重要ですし、当然のことです。

しかし、医療や看護がいくら進歩しても患者さんの悩みは昔からさほど変わりません。住み慣れた家から病院という特殊な環境におかれて悲しんでいます。病気という得体の知れないものと遭遇してつらくて、痛くて、混乱しています。そして何より、明るいはずだった未来に突然病気というものが舞い込んできて、不安に駆られています。

そんな患者さんの病気について情報収集できるだけでなく、寄り添うこともできるのがフィジカルアセスメントです。患者さんの話を聞いて患者さんの不安に寄り添い、患者さんが苦しめられている「得体の知れないなにか」に触れたり叩いたり音を聞いたりすることで、本来なら患者さんしか感じることのできない「得体の知れないなにか」を共有できるのです。患者さんにとって、自分しか知ることのない痛みや苦しみをほかの誰かが共有してくれることほど心強いことはないでしょう。そんな、患者さんに寄り添える技術としてのフィジカルアセスメントを本書で修得していただければとてもうれしいです。

この本が対象にしているのは初めてバイタルサインやフィジカルアセスメントを学ぶ看護学生さんや新人看護師さんですので、内容は最低限の厳選したものにしました。厳選しましたが、大事にしたのは "患者さんの変化を見逃さない" という点です。患者さんの生命を守るという私たちの第一義的な責任を満たせるような内容に凝縮しました。この本ははじめから難しい本を手にとってつまずいてしまわないような位置づけですので、この本の内容をマスターしたらさらに別の本で勉強して技術と知識を高めていただければと思います。

本書の執筆にあたり照林社の森山慶子氏には大変お世話になりました。この場を借りてお礼申し上げます。また、本書制作のためにお力添えいただいたすべての人に感謝いたします。ありがとうございました。

この本がバイタルサインやフィジカルアセスメントで困っているすべての人のためになりますように。

2019 年 2 月

中村充浩

本書の特徴と使いかた

この本の特徴

わかる！
たくさんのイラスト・写真と、1つひとつていねいな説明でバイタルサイン・フィジカルアセスメントを解説しています

使える！
手技の流れはもちろん、アセスメントの方法や報告、実習でよく受け持つ患者さんの疾患別の観察ポイントなど、実習で必要な知識をぎゅっと凝縮しています

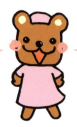

本書の構成

この本は大きく「基本手技をマスターしよう」「バイタルサインをマスターしよう」「フィジカルアセスメントをマスターしよう」「【状態・疾患・経過別】必要なフィジカルアセスメントと根拠」の4パートで構成されています。

01 まずさいしょに基本手技をマスターしよう

どの手技にも共通する基本事項をさいしょに解説します。このポイントをおさえたうえで、パート02以降へ進みます。

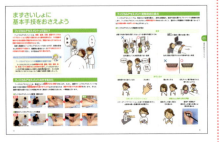

02 バイタルサインをマスターしよう

実習で必ず行うバイタルサインの基礎知識から手技、アセスメント、異常時の観察・ケア、報告・記録のしかたまで解説します。

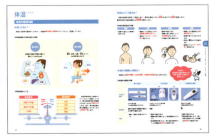

03 フィジカルアセスメントをマスターしよう

フィジカルイグザミネーションのすすめかたを系統別に解説します。解剖の知識から手技、アセスメントの方法、異常時の観察・ケアのポイントをまとめています。

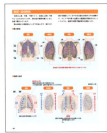
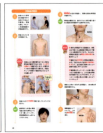

04 【状態・疾患・経過別】必要なフィジカルアセスメントと根拠

実習でよく受け持つ患者さんの状態・疾患・経過別に基礎知識と必要な観察ポイント、フィジカルアセスメントとその根拠を解説します。

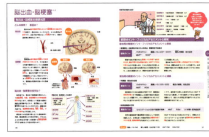

本書の使いかた

1 基礎知識を確認しよう

わかっているようで意外と抜けている基礎のキソ。専門用語の解説から機器や測定法の種類まで、豊富なイラストと写真で確認しましょう。

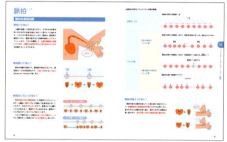
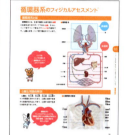

2 技術の流れを学ぼう！

バイタルサイン測定、フィジカルイグザミネーションの実際の手技を解説しています。1ステップずつ、根拠やコツ、注意点を交えたていねいな解説で技術がよくわかります。

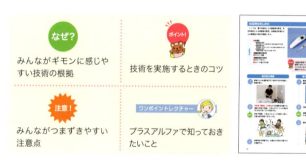

なぜ？
みんながギモンに感じやすい技術の根拠

ポイント！
技術を実施するときのコツ

注意！
みんながつまずきやすい注意点

ワンポイントレクチャー
プラスアルファで知っておきたいこと

3 アセスメント（評価）のしかた、異常時のポイントを知ろう

バイタルサイン測定やフィジカルイグザミネーションの結果をアセスメントへとつなげる方法を、基準値から異常時のケア・観察ポイントといっしょに理解できます。

この1冊でバイタルサインとフィジカルアセスメントをマスターしよう！

4 報告・記録のしかたで実習へ生かそう！

アセスメントした結果の報告の方法や記録の書きかたなど、実際に実習ですべき手順を紹介します。

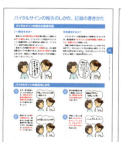
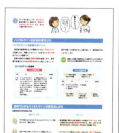
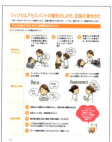

v

わかる！ 使える！
バイタルサイン・フィジカルアセスメント

著：中村充浩　東京有明医療大学看護学部・講師

CONTENTS

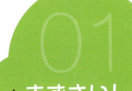

01　1　まずさいしょに基本手技をマスターしよう

- 2　フィジカルアセスメントってなに？
- 2　フィジカルアセスメントのすすめかた
- 3　フィジカルアセスメント実施時の注意点
- 4　問診のポイント
- 5　視診のポイント
- 5　触診のポイント
- 6　打診のポイント
- 6　聴診のポイント
- 8　感染予防

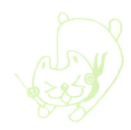

02　9　バイタルサインをマスターしよう

- 10　バイタルサインってなに？
- 12　体温
- 18　脈拍
- 24　呼吸
- 30　血圧
- 43　意識
- 51　バイタルサイン測定の実際とアセスメント
- 57　バイタルサインの報告のしかた、記録の書きかた

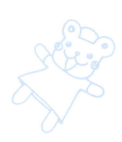

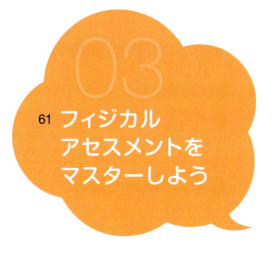

03 フィジカルアセスメントをマスターしよう (61)

- 62 フィジカルアセスメントの目的とポイント
- 64 呼吸器系のフィジカルアセスメント
- 75 循環器系のフィジカルアセスメント
- 83 消化器系のフィジカルアセスメント
- 91 筋・骨格系のフィジカルアセスメント
- 102 神経系のフィジカルアセスメント
- 110 フィジカルアセスメントの報告のしかた、記録の書きかた

04 状態・疾患・経過別 必要なフィジカルアセスメントと根拠 (113)

- 114 急性心不全（AHF）・慢性心不全（CHF）
- 118 高血圧（HTN、HT、HBP）
- 120 脳出血・脳梗塞
- 122 慢性閉塞性肺疾患（COPD）
- 124 肺炎
- 126 腸閉塞・イレウス
- 128 肝機能障害
- 130 腎不全
- 132 糖尿病
- 134 大腿骨頸部骨折／大腿骨転子部骨折
- 136 ベッド上安静の患者さん

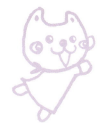

資料
- 112 資料① バイタルサイン数値のまとめ
- 138 資料② 栄養・排泄のアセスメント

- 141 索引

[装丁] ビーワークス
[本文デザイン・DTP] 林慎悟（D.tribe）
[カバー・表紙イラスト] ウマカケバクミコ
[本文イラスト] ウマカケバクミコ、ねこまき/ms-work、日の友太、松村暁宏、今﨑和広、村上寛人、中村知史、chinatsu、Cozy Tomato、SUNNY.FORMMART、佐原周平、CORSICA

- ●本書で紹介している手技やアセスメントの方法などは、実践により得られた方法を普遍化すべく努力していますが、万一本書の記載内容によって不測の事故が起こった場合、著者、出版社はその責を負いかねますことをご了承ください。
- ●基準値等は測定法によって異なり、各施設でそれぞれ設定されているものも多くあります。本書を活用する際には、あくまでも参考となる値としてご利用ください。

著者
中村充浩
Mitsuhiro Nakamura

東京有明医療大学
看護学部・講師

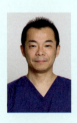

長野県看護大学看護学部卒業後、諏訪中央病院訪問看護ステーション、内科病棟、ICU病棟に勤務。2009年長野県看護大学を経て、2010年より現職。2006年長野県看護大学大学院博士前期課程修了。修士（看護学）。

まずさいしょに基本手技をマスターしよう

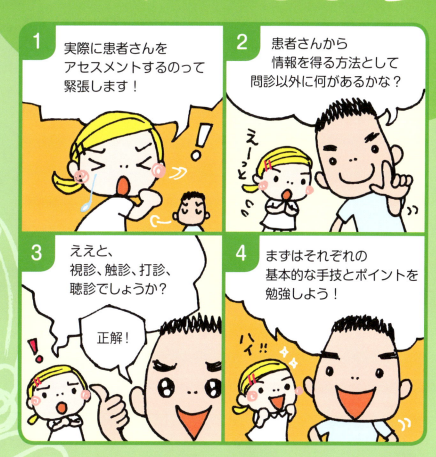

CONTENTS

フィジカルアセスメントってなに？	P.2
フィジカルアセスメントのすすめかた	P.2
フィジカルアセスメント実施時の注意点	P.3
問診のポイント	P.4
視診のポイント	P.5
触診のポイント	P.5
打診のポイント	P.6
聴診のポイント	P.6
感染予防	P.8

まずさいしょに基本手技をおさえよう

フィジカルアセスメントってなに？

フィジカルアセスメントとは、**視診、触診、打診、聴診のフィジカルイグザミネーションと問診で患者さんから情報収集を行い、その情報の意味や身体的側面に問題があるのかどうか、問題があるとすればどんな問題で原因はなにかを評価すること**です。

医師も看護師もフィジカルアセスメントを行いますが、医師は患者さんの**診断をする目的**で、看護師は患者さんへの**ケアを考えたりケアの評価をする目的**で行い、その目的は**大きく異なります**。

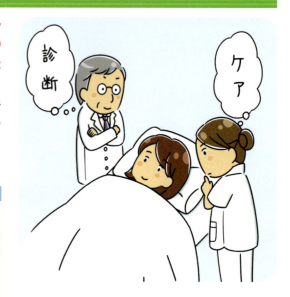

ワンポイントレクチャー
フィジカルアセスメントは看護師の五感が大事！

フィジカルアセスメントでは**看護師の五感（視覚、聴覚、触覚、味覚、嗅覚）をフル活用すること**が求められます。フィジカルアセスメントを行う際には患者さんに集中し五感を研ぎ澄ませて、どこかに異常が潜んでいるかもしれないという意識で注意深く観察しましょう。

フィジカルアセスメントのすすめかた

フィジカルアセスメントは、患者さんへの**侵襲（しんしゅう）が少ない順番**で行います。ただし、腹部のフィジカルアセスメントでは触診や打診の刺激で**腸蠕動（ちょうぜんどう）運動を亢進（こうしん）させてしまう**おそれがあるため、**触診や打診よりも先に聴診**を行います。さらに、腹部の触診は痛みを生じる可能性が大きく患者さんの苦痛になるため、一番最後に行います。

■フィジカルアセスメントの順番（腹部以外）

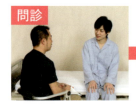 → 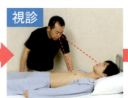 → 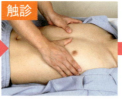 → 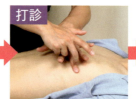 →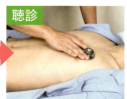

問診 → 視診 → 触診 → 打診 → 聴診

■腹部のフィジカルアセスメントの順番

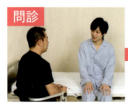 → 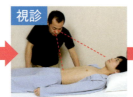 → 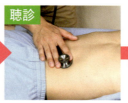 → 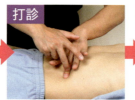 →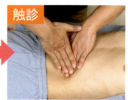

問診 → 視診 → 聴診 → 打診 → 触診

フィジカルアセスメント実施時の注意点

　フィジカルアセスメントでは、患者さんの皮膚を露出し、身体に直接触れ、疾患や身体に関するプライベートな情報を収集します。フィジカルアセスメントにふさわしい**環境を整える**のはもちろんのこと、患者さんが看護師に不信感を感じないような**立ち居振る舞い**や**身だしなみ**を心がけましょう。

■フィジカルアセスメント実施時の注意点

環境

会話の内容が他者に聞こえないような場所の選定や工夫

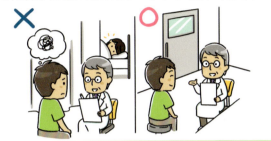

羞恥心(しゅうちしん)に配慮し露出は最小限に

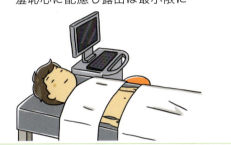

肌を露出しても冷感を感じない温度

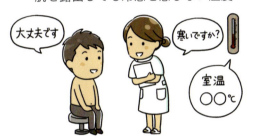

色を正確に判別するための照明の色と照度

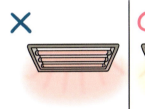 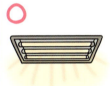

身だしなみ

清潔感のある身だしなみ	爪は短く	髪はまとめる	名札やペン等が患者さんに触れないように
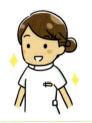	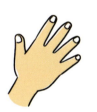	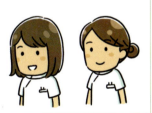	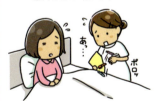

スタンダードプリコーション

スタンダードプリコーションに則り手指衛生を行い、必要時は個人防護用具を装着する

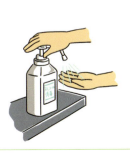 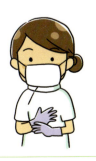

患者さんに触れる前の準備

患者さんに触れる前に手を温める

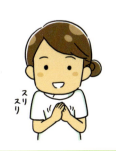

使用する器具が患者さんに触れる際には器具を温める

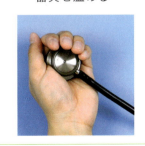

問診のポイント

問診とは**患者さんとの会話を通して患者さんの情報を得る技術**です。特に何らかの症状がある場合には右の7つの視点で問診を行い、症状について詳細に情報収集しましょう。

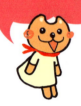

7つの視点で問診を行うことで、患者さんの症状をより詳細に情報収集することができます

問診の注意点

● **専門用語は使わない**
医療従事者が使用する専門用語は正しく患者さんに伝わる言葉ではありません。専門用語は使用せず、患者さんが理解しやすい言葉を選択しましょう。

● **「言葉」以外の情報にも注目する**
問診では言葉に注目するだけでなく、患者さんの表情や声のトーン、身振りや動作などの非言語的な情報にも注目し、患者さんの身体的な症状と心理的な状態を把握しましょう。

ワンポイントレクチャー

看護師の聞きたいことだけを聞いてはダメ！

家と違い人との接点が少ない病室にいる患者さんにとって、看護師との会話はストレス発散や自分の要望を伝える機会でもあります。会話には患者さんと看護師という人間関係を構築する目的もあることを忘れないようにしましょう。看護師の聞きたいことだけを一方的に聞いてはいけません。

■症状を聞くときの7つの視点

視点	内容	図
発症時期と状況	症状がいつから始まったのか。どのような状況（きっかけ）で始まったのか **聞きかた** 「痛みはいつからありますか？」 「痛みはどのような状況で出現しましたか？」	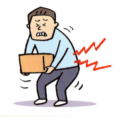
部位	症状はどこで起こっているのか **聞きかた** 「痛いのはどこですか？」	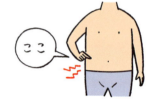
期間と経過	症状はどのくらいの期間（時間）継続するのか。今も続いているのか **聞きかた** 「症状はどのくらい続いていますか？」	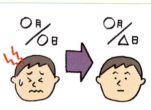
性質・特徴	症状はどのようなものなのか **聞きかた** 「どのような症状（痛み）ですか？」 （ちくちく痛い、刺すように痛い、強く押されるように痛いなど）	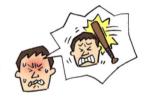
量や程度	どの程度の症状なのか **聞きかた** 「どのくらい痛みますか？」 （がまんできないくらいなど、スケールを使用してもよい）	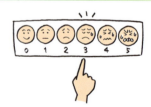
影響因子	症状の緩和因子や増強因子はあるか **聞きかた** 「どうすると痛みは悪化しますか？」「どうすると痛みは楽になりますか？」	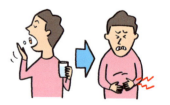
随伴症状（ずいはん）	症状に伴ってほかの症状があるか **聞きかた** 「痛みが出るときにほかの症状はありますか？」	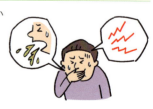

視診のポイント

視診とは、**視覚や嗅覚、聴覚を用いて患者さんの情報を得る技術**です。

 見えないところはしっかりと露出する

衣服などで覆われている部位をみるときには、しっかりと**露出してから**視診を行います。ただし、患者さんの**羞恥心への配慮**も忘れてはいけません。露出する必要のない部分はしっかりと覆い、不必要な露出は避けるようにしましょう。

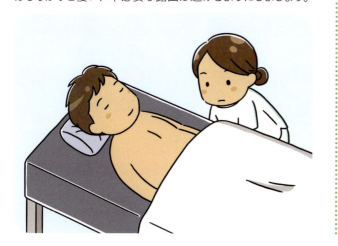

 色、性状、左右差をみる

視診では色や性状、左右差を観察しますが、照明が暗すぎたり色のついた照明では情報が不正確になります。**色のない明るい照明のもとで**観察を行います。

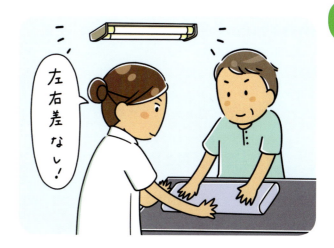

触診のポイント

触診とは、**手で患者さんに触れて皮膚の表面やその内部の状態を把握する技術**です。皮膚表面の状態や温度、内部の臓器や腫瘤などの有無・可動性、振動・圧痛の有無や程度を観察することができます。患者さんに直接触れる触診を行う前後には、衛生学的手洗いによる**手指衛生**を行います。また、看護師の手が冷たいと患者さんは不快に感じることがあります。**患者さんに触れる前に手を温めて**おきましょう。

 何をみるかで手の部位を使い分ける

手は**部位によって感覚に対する感受性が異なり**ます（**右図**）。観察したい情報によって、手のどの部分で触れるかを選択しましょう。
● 脈拍測定や皮膚表面の状態、内部の臓器や腫瘤などの有無や可動性を観察するような細かい識別をするときには、**指先**を使います。
● 振動を触知したい場合には、**指の付け根付近や尺側（小指側）**を使います。
● 温度を観察したい場合には、手掌ではなく**手背**を使います。

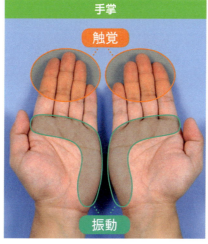
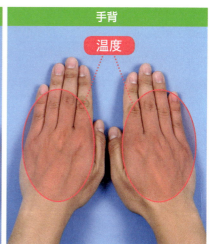

打診のポイント

打診とは、**身体表面を軽く叩いて振動を与え、その音によって身体内部の状態を知る技術**です。患者さんに直接触れる打診を行う前後には、衛生学的手洗いによる**手指衛生**を行います。また、看護師の手が冷たいと患者さんは不快に感じることがあります。**患者さんに触れる前に手を温めて**おきましょう。

 打診は「叩きかた」が重要！

打診で質の高い情報を得るためには、看護師の「叩きかた」がポイントとなります。
1. 利き手ではない**中指の第1関節**を打診したい部位に押し当てます。
2. 利き手の中指で押し当てた指の第1関節を叩きます。このとき、叩く指が**垂直**になるようにして**手首のスナップをきかせて**叩きます。

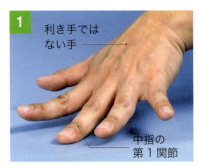
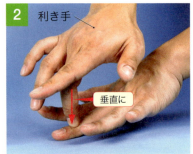

 打診音の種類と特徴をおさえよう

打診音の種類	音の特徴	音の大きさ	擬音	聴かれる部位
鼓音（こおん）	太鼓を叩いたような音	大きい	ポンポン	ガスが貯留した胃、腸管
共鳴音（きょうめいおん）	よく響く音	中程度	トントン	肺
濁音（だくおん）	鈍い音	あまり大きくない	ドンドン	肝臓や心臓などの実質臓器

聴診のポイント

聴診とは、**聴診器で音を聴いて、その音によって身体内部の状態を知る技術**です。音の高さや大きさ、長さ、性質などの情報を得ます。チェストピースは患者さんの皮膚に直接触れるので、**使用前後にアルコール綿で消毒**します。

 聴診器の部位名称をおさえよう

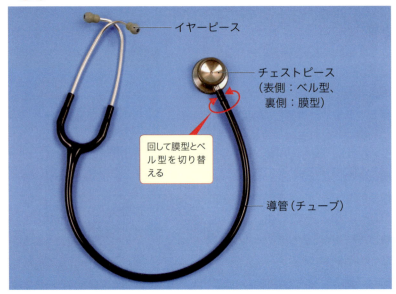

ポイント2 聴診器の使いかたのポイント

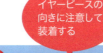
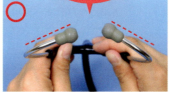
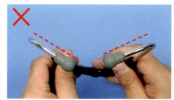

イヤーピースの向きに注意して装着する

■聴診器の使いかた

イヤーピースは聴診音がよく聴こえるように、また、周囲の雑音が看護師の耳に入ってくるのを遮断するために、右のように「ハ」の字の向きで耳に装着し、**耳にぴったりとフィット**させましょう。

■膜型とベル型の違い

チェストピースの膜型は、体内で発生するほとんどすべての音（**高音**）を聴取することができます。ベル型は膜型に比べて**低音**を聴取しやすいという特徴があります。異常心音は低音なため、膜型よりもベル型が聴取に適しています。このため、**通常の聴診では膜型**を、**異常心音を聴取する可能性のある場合にはベル型**を選択します。

	膜型	ベル型
写真と特徴	**高音**の聴取に適している。体内で発生するほとんどすべての音を聴取できる	**低音**の聴取に適している。異常心音を聴取できる
持ちかた	つまみ式／指添え式／チェストピース覆い式 チェストピースを皮膚に押しつけ皮膚にしっかり密着させる（○／×）	チェストピースを押しつけずに軽く皮膚に当てる（○／×）

■聴診器使用時の留意点

患者さんに当たる部分は使用前に温めておく	チェストピースは使用前後にアルコール綿で消毒する	静かな環境で聴診を行う

01 基本手技をおさえよう

感染予防

患者さんにフィジカルアセスメントを行う場合には、**標準予防策**（スタンダードプリコーション）に則り、感染を予防します。

標準予防策にはさまざまな感染対策の方法が含まれていますが、とくに重要なのは「**手指衛生**」と「**個人防護用具の装着**」です。

● 感染予防を行った場合

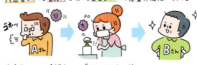

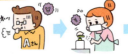

● 感染予防を行わなかった場合

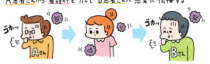

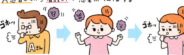

手指衛生とは？

手指衛生は、看護師の手を清潔に保つことで看護師の手を介した感染を予防します。標準予防策の基本です。手指衛生の方法にはいくつかの種類がありますが、患者さんの**ケアや処置の前後**では**衛生学的手洗い**を行います。

衛生学的手洗いはどうやるの？

衛生学的手洗いには、**下表**のように2種類の方法があります。2つの方法を条件によって使い分けます。

■衛生学的手洗いの方法と使い分けの条件

アルコール手指消毒薬による手指消毒	石けんと流水による手洗い
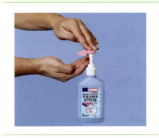 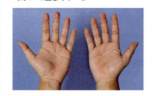 ● 目で見える汚染がない場合に選択する	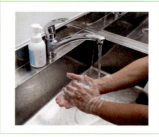 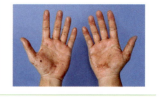 ● 目で見える汚染がある場合に選択する

いつ衛生学的手洗いを行うの？[1]

感染を予防するためには、以下のタイミングで忘れずに衛生学的手洗いを行うことが重要です。

■衛生学的手洗いを行うタイミング

1. 患者さんに接触する前
2. 清潔・無菌操作の前
3. 患者さんの体液に曝露した後、または曝露した可能性が生じたとき
4. 患者さんに接触した後
5. 患者さんの周辺の物品に触れた後

個人防護用具の装着とは？

個人防護用具とは、病原体が含まれる血液などに看護師が曝露しないように装着するプラスチックグローブやマスクなどの総称です。必要に応じて個人防護用具を装着して、感染を予防しましょう。

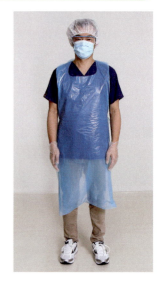

参考文献

1. 縣智香子：【最新トピックス満載！ 注目！ ここが変わってきている感染対策】臨床ナースが知っておきたい！ベッドサイドで「いま再チェックしたいこと」．エキスパートナース 2012；28（9）：44-50．

バイタルサインをマスターしよう 02

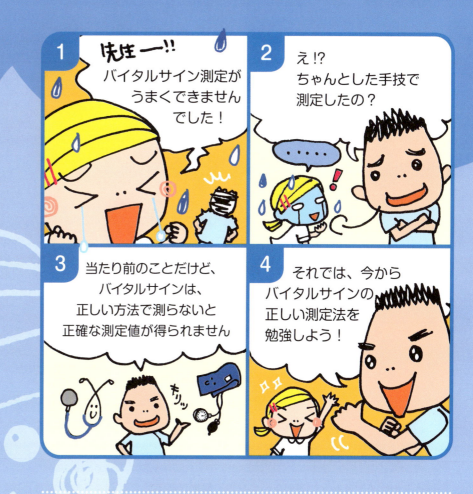

CONTENTS

バイタルサインってなに?	P.10
体温	P.12
脈拍	P.18
呼吸	P.24
血圧	P.30
意識	P.43
バイタルサイン測定の実際とアセスメント	P.51
バイタルサインの報告のしかた、記録の書きかた	P.57

バイタルサインってなに？[1]

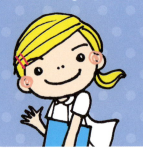

バイタルサインとは、生命を維持するための循環や呼吸機能などの状態やその変化を判断する指標となる、血圧、脈拍、呼吸、体温等の情報のことをいいます。これらの測定では特殊な器具や複雑な手技が不要なので、簡単に患者さんの身体情報を得ることができるという特徴があります。

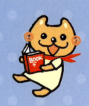

おもなバイタルサインの種類

体温	熱の産生と放散のバランスが保たれているかどうかをみます		脈拍	心臓が周期的に十分な血液を送り出しているかどうかをみます
血圧	血管を流れる血液の圧から循環動態をみます		呼吸	呼吸の回数や型、リズムから換気の状態をみます
SpO_2*	動脈血中の酸素の量から換気の状態をみます		意識	患者さんの意識レベルから神経系の状態をみます

基準値ってなに？

バイタルサインをもとに患者さんの身体に異常があるのかどうかを判断するときに役立つのが基準値です。ただし、患者さんのバイタルサインが**基準値**の範囲内だからといって安心してはいけません（**次ページ**参照）。基準値は**あくまで目安である**ということに注意しましょう。

■体温・脈拍・呼吸の基準値（成人）

体温	36.0〜37.0℃
脈拍	60〜90回/分
呼吸	16〜20回/分

■成人の血圧の基準値　　　　　　　　　　　　　　　　　(mmHg)

分類		収縮期血圧（最高血圧）		拡張期血圧（最低血圧）
正常域血圧	至適血圧	<120	かつ	<80
	正常血圧	120〜129	かつ/または	80〜84
	正常高値血圧	130〜139	かつ/または	85〜89

日本高血圧学会高血圧治療ガイドライン作成委員会 編：高血圧治療ガイドライン2014．ライフサイエンス出版，東京，2014：19 より引用

■「測定値が基準値内だから正常！」ではありません！

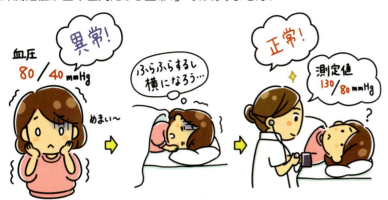

はじめは血圧が低値で異常な状態でしたが、患者さんが横になって安静にしていたために、看護師が測定したときには正常な値に戻っています。
ここでは看護師が患者さんの異常を見逃してしまっています。

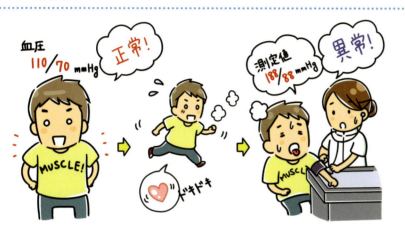

患者さんの普段の血圧は正常ですが、患者さんが運動した直後に看護師が血圧測定を行ったために血圧が高く測定されていまい、看護師は"血圧の異常"であると誤った判断をしてしまっています。

このような見逃しや誤った判断を防ぐためには、「いつ」バイタルサインを測定するのかが重要です

バイタルサインはいつ測定するの？

バイタルサインは常に変動していますが、まずは**毎日同じ時間と条件で測定**し、その患者さんの基準値とします。患者さんの状態が変化したり変化が予測される場合には、決められた時間にかかわらずすぐに測定し、**日々測定している値と比較して**その変動を観察・アセスメントします。

■バイタルサイン測定のタイミング

入院時	日々の決まったタイミング		看護ケアや検査などの前後	患者さんの様子がおかしいとき
初対面の患者さんの全身状態を把握するために行います	バイタルサインは測定するときの**体位**や**測定時間**によって変動します。この影響を最小限にするために、定期的なバイタルサインの測定では体位や時間などの**条件を可能な限り一定**にします。医師の指示によって測定時間が指定されている場合はその指示に従います		患者さんが看護ケアや検査を受けられるかや実施後の患者さんの変化を確認するために行います	患者さんの身体に何が起こっているのか、命の危険があるのかを確認するために行います

02 バイタルサインをマスターしよう

体温 3、4、5、6

体温の基礎知識

体温ってなに？

体温とは身体の温度のことをいい、体温は**熱の産生と放散**のバランスによって変動しています。

■体温を調節する熱の産生と放散

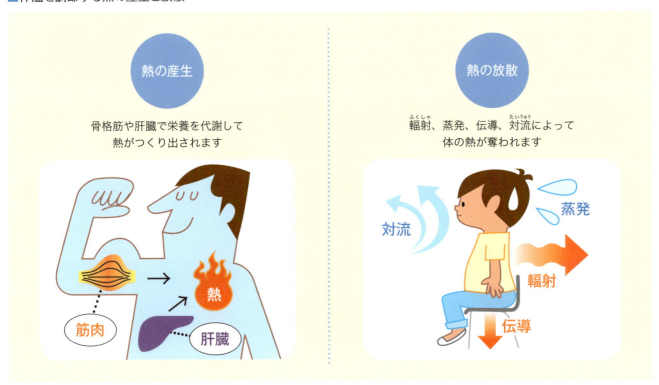

■体温変動のしくみ

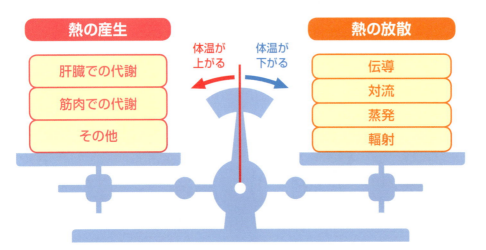

体温は熱の産生と放散のバランスによって変動しています。熱の産生量が熱の放散量より大きくなると**体温は上昇**します。逆に、熱の産生量が熱の放散量よりも小さくなると**体温は下降**します。

体温はどこで測るの？

体温は体温計を使用して測定します。通常は測定しやすい**腋窩**（わきの下）や**鼓膜**で測定します。厳密な測定が必要な場合には**直腸温**を測定します。

■体温の測定部位と特徴

腋窩	口腔	鼓膜	直腸
●直腸や口腔よりも簡単に測定できる	●腋窩よりも気温などの**外部環境に影響されにくい** ●腋窩よりも **0.2～0.5℃ 高く測定される**	●数秒で測定できる ●機器の挿入角度によって**測定誤差**が生じやすい ●口腔温より高く測定される	●環境による温度変化の**影響を受けにくい** ●直腸を傷つけるおそれがある ●測定に羞恥心や不快感を伴う ●腋窩よりも **0.8～0.9℃ 高く測定される**

体温計の種類と特徴は？

体温計には**電子体温計**、**耳式体温計**、**非接触式体温計**などがあります。

> 体温計は、各体温計の特徴と患者さんの年齢や疾患などを考慮して選びましょう

■体温計の種類と特徴

	電子体温計	耳式体温計	非接触式体温計
体温計の種類	テルモ（株）社製 テルモ電子体温計 ET-C202S	オムロンヘルスケア（株）社製 耳式体温計 MC-510	（株）カスタム社製 非接触式体温計 NIR-01
測定部位	腋窩（口腔温や直腸温が測定できる電子体温計もある）	鼓膜	額
特徴	●最も一般的に使用されている	●数秒で測定できる ●機器の挿入角度によって測定誤差が生じやすい ●測定時間が短いので、同じ体位を保持することが困難な**乳幼児**でも測定できる	●数秒で測定できる ●測定時間が短いので、同じ体位を保持することが困難な**乳幼児**でも測定できる

体温測定のしかた

ここでは、電子体温計による腋窩温の測定、耳式体温計による鼓膜温の測定、非接触式体温計による額部温の測定を解説します。

必要物品

❶ **体温計**
- ●腋窩温測定の場合
  電子体温計／テルモ（株）社製 テルモ電子体温計 ET-C202S
- ●鼓膜温測定の場合
  耳式体温計／オムロンヘルスケア（株）社製 耳式体温計 MC-510
- ●額部温測定の場合
  非接触式体温計／（株）カスタム社製 NIR-01

〈腋窩温測定の場合〉
❷ アルコール綿

〈鼓膜温測定の場合〉
❸ プローブカバー
❹ ビニール袋（ゴミ袋）

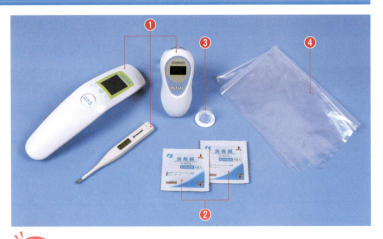

ポイント！ 口腔温の測定では体温計が口腔粘膜に触れます。体温計は滅菌できないため、体温計を口に含むことによる感染のリスクが生じます。そのため、医療施設では口腔温の測定は推奨されません。

測定前の準備

1 患者さんに体温測定を行う目的や方法を説明し、同意を得る。

2 飲食後、運動後、入浴後などの体温測定は避ける。直前に飲食や運動、入浴などをしていた場合は30分ほど待ってから測定する。

なぜ？ 飲食や運動、入浴などによって体温が上昇し、正確な値を測定できないため。

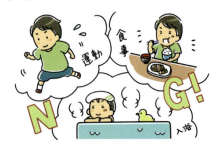

3 必要物品を準備する。体温計が正常に作動するか確認する。

電子体温計による腋窩温の測定

1 電源を入れ、体温計の測定準備が整ったことを確認する。

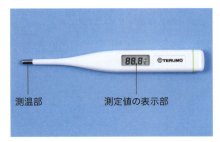

測温部　　測定値の表示部

2 測定前の約10分は腋窩を閉じておく。

なぜ？ 腋窩が外気に触れると皮膚表面の温度が下がるため。

3 寝衣の襟元（えりもと）をゆるめる。

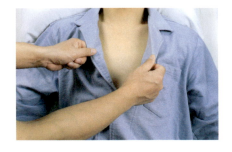

4 腋窩に汗をかいているときは、乾いたタオルで汗を拭き取る。

汗が乾く際に皮膚から**気化熱**が奪われて**皮膚表面の温度が下がる**ため。

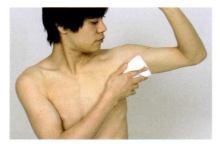

※ここでは測定方法が見えるよう寝衣を脱いで撮影していますが、実際は寝衣を着たまま最低限の露出で行います。

5 体温計を上腕の前側下方から **30～45度**くらいの角度で斜め上方に挿入し、測温部を**腋窩の1番深いところ**にあてる。

腋窩最深部は腋窩動脈が走行しており、身体の中心の温度が反映されやすい部位であるため。

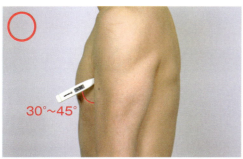

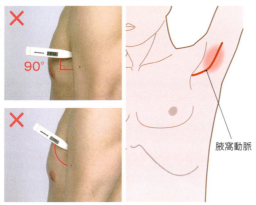

腋窩動脈

麻痺がある場合には、体温は**健側**で測定する。

なぜ？ 麻痺側は健側よりも血液循環が悪く、体温が低く測定されるため。

---

6 体温計を挿入したら腋窩を閉じる。必要時、反対の手で腕を押さえる。

体温計が皮膚に密着していないと正確な体温を測定できないため。

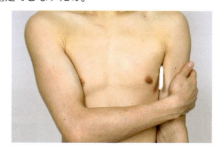

ポイント！ 測定に時間がかかる場合には、体温の測定中に**反対の腕で血圧や脈拍など**を測定するとバイタルサインの測定時間の短縮になります。

耳式体温計による鼓膜温の測定

1 測定する側の耳が氷枕や冷気で**冷えていないか**を確認する。冷えている場合は30分ほど待ち、耳の冷えがなくなってから測定する。

耳や鼓膜が冷えていると測定値が低くなるため。

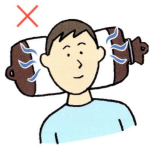

2 耳の中が耳垢などで**汚れていないか**を確認する。

耳の中が汚れていると鼓膜温が正しく測定できないため。

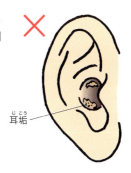

耳垢

02 バイタルサインをマスターしよう／体温

3 プローブカバーを装着し、カバーに**汚れ**や**濡れ**、**破れ**などの異常がないことを確認する。

なぜ? プローブカバーに汚れや濡れがあると測定値が低くなるため。破れがあると、機器が汚染されてしまうため。

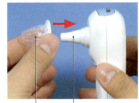
カバー　プローブ

4 電源を入れ、体温計の測定準備が整ったことを確認する。

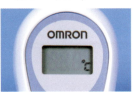

5 耳を**後方へ軽く引っ張るようにして**、プローブの先端を耳の奥（鼓膜）の方向に向けて奥までしっかり挿入する。

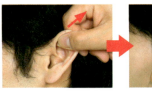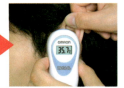

なぜ? 耳を後方に引っ張ることで、**屈曲している外耳道がまっすぐ伸びて**、プローブ先端が鼓膜に向きやすくなる。

○ 耳を後方に引っ張るとプローブが鼓膜に向きやすい　　× 耳を後方に引っ張らないとプローブが鼓膜に向かない

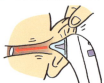

非接触式体温計による額部温の測定

1 額の体温が奪われるような**風の吹く場所**にいたり、**冷湿布**などを貼っていたり、**帽子**などを着用していたかを確認する。そのような場合には、30分ほど待ってから測定する。

なぜ? 額が冷えたり温まっていると正しい測定ができないため。

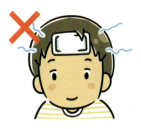

---

2 額に**発汗**があったり**化粧**をしている場合には、きれいに拭き取る。

なぜ? 発汗や化粧があると正しい測定ができないため。

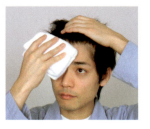

3 測定センサーを額の中心に**垂直に**向けて、額から2～3cm離して保持する。

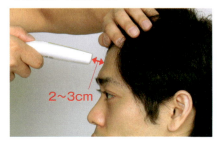
2～3cm

4 「はかる」ボタンを押す。

測定終了～片づけ

1 測定終了の電子音が鳴ったら体温計を外し、測定値を確認する。

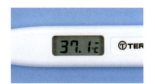

2 患者さんの寝衣や体位、寝具を整える。

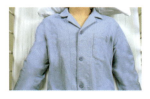

3 電子体温計の場合、アルコール綿で体温計を消毒しケースに保管する。耳式体温計の場合はプローブカバーを外して捨てる。

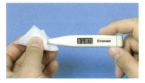
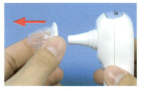

4 測定結果を記録する。

体温のアセスメント（評価）

体温の基準値は？

単位は℃または度で表します。体温はその患者さんの**普段の体温**（**平熱**）を基準値として、その変動を観察、アセスメントします。平熱には**個人差**があるので、普段の平熱をあらかじめ患者さんに聞いておくことが大切です。

体温変動には**疾患や症状によるものと生理的なもの**があり、この生理的な変動を「**体温の生理的変動**」といいます。生理的変動は常に誰にでも起こっているので、体温のアセスメントをする際には生理的変動の影響を考慮します。

■体温の基準値（成人）

体温	腋窩	36.0～37.0℃
	口腔	腋窩温＋0.2～0.3℃（臥床時）、腋窩温＋0.3～0.5℃（座位時）
	鼓膜	口腔（舌下）温より高い
	直腸	腋窩温＋0.8～0.9℃

■体温の生理的変動

	体温高め	体温低め
年齢	新生児や小児	高齢者
日内変動	午後3時～午後8時	午前2時～午前6時
活動や運動	●運動や食事、入浴のあと ●興奮状態のとき	就寝中
女性の性周期	排卵後	排卵前

異常時の観察・ケアのポイント

■発熱の経過と症状

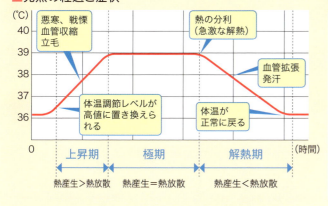

■体温上昇期および低体温時の観察・ケアのポイント

観察のポイント

体温上昇期や低体温時は、悪寒（寒気）、戦慄（ぶるぶる震える）、頭痛、倦怠感、顔面蒼白、末梢や皮膚の冷感、チアノーゼ、寒気、立毛が出現します。これらの症状の有無や程度を観察します

ケアのポイント

● 平熱に戻るまで体温をこまめに測定します
● 患者さんは強い寒気を感じることが多いので、掛け物を増やしたり、電気毛布や湯たんぽなどで**温罨法**を行い、保温します

■高体温時（極期）および体温下降中（解熱期）の観察・ケアのポイント

観察のポイント

頻脈や頻呼吸、眩暈（めまい）、倦怠感、顔面の紅潮、多量の発汗や発汗による口渇が出現します。これらの症状の有無や程度を観察します

ケアのポイント

● 平熱に戻るまで体温をこまめに測定します
● 体温の放散を促進して解熱しやすいように、掛け物を減らしたり薄手の寝衣に着替えます
● 発汗が多い場合には、清拭や寝衣交換をします。また、脱水を予防するために飲水を促します
● 体熱感や倦怠感が強い場合には、氷枕などで**冷罨法**を行うと不快感が軽減します。動脈に近い部位で冷罨法を行うと効果的です

■効果的な冷罨法の部位

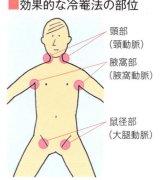

頸部（頸動脈）
腋窩部（腋窩動脈）
鼠径部（大腿動脈）

脈拍 1、7、8

脈拍の基礎知識

脈拍ってなに？

心臓が収縮して血液を送り出すと、その圧力は血管を押し広げながら全身（末梢）に向かって波のように進みます。このときの波を脈拍といいます。脈拍は、脈拍数や脈拍のリズム、脈拍の強さなどの情報を総合してアセスメントします。これらを観察して、心臓が周期的に収縮しているか、心臓から血液がきちんと送り出されているかを把握することができます。

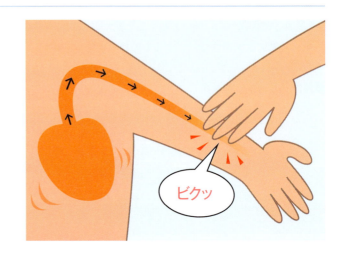

脈拍数ってなに？

脈拍の拍動の回数です。脈拍数の単位は「回」です。脈拍数は1分間の回数なので、〇回／分または〇bpm（beats per minute）と表します。

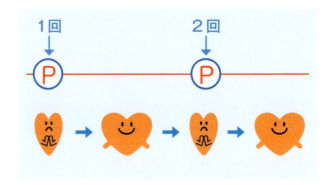

脈拍のリズムってなに？

脈拍の触れかたの規則性のことを脈拍のリズムといいます。心臓は一定のリズムで収縮して血液を送り出しているので、脈拍のリズムも一定です。疾患などで心臓のリズムが乱れると、脈拍のリズムも乱れます。脈拍のリズムの乱れのことをリズム不整といいます。

リズム不整がなかった場合には「リズム不整なし」、リズム不整があった場合には「リズム不整あり」と表します。

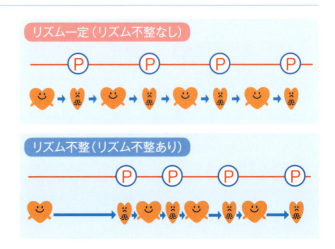

■脈拍の正常なリズムとリズム不整の種類

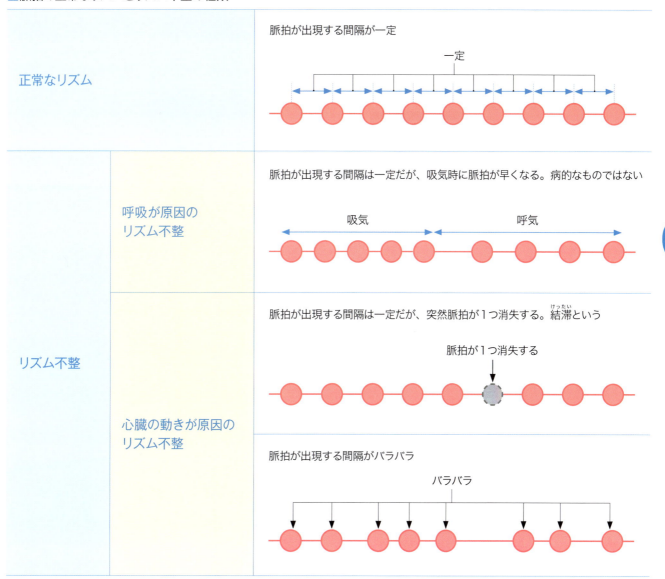

脈拍の強さってなに？

　脈拍の強さは脈拍を触れている指に感じる強さのことで、**収縮期血圧と拡張期血圧の差の大きさ**に比例します。差が大きければ脈拍は強く触れ、差が小さければ脈拍は弱く触れます。**血圧が低いときにも脈拍は弱く触れます。**

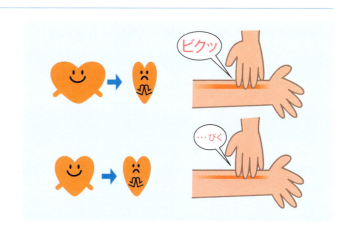

脈拍ってどこで測るの？

体の表面から触れやすい**動脈**で測定します。簡単に触れることができる手首付近の**橈骨動脈**(とうこつどうみゃく)で測定するのが一般的です。

■体表から触れやすい動脈と触れかたのポイント

浅側頭動脈(せんそくとう)
- ●触れる位置
  耳の前側からこめかみの間

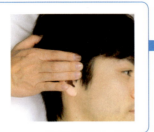

腋窩動脈
- ●触れる位置
  腋窩
- ●触れかたのポイント
  腕を挙上する

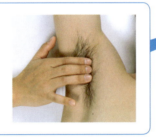

橈骨動脈
脈拍測定でよく使われる動脈
- ●触れる位置
  手関節のやや中枢側の橈骨付近
- ●触れかたのポイント
  手関節を背屈気味にする

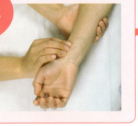

尺骨動脈(しゃっこつ)
- ●触れる位置
  手関節のやや中枢側の尺骨付近
- ●触れかたのポイント
  手関節を背屈気味にする

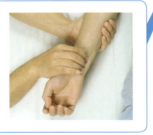

足背動脈(そくはい)
- ●触れる位置
  長母趾伸筋腱(ちょうぼししんきんけん)と第2趾の長趾伸筋腱の間
- ●触れかたのポイント
  仰臥位で両足を伸展する

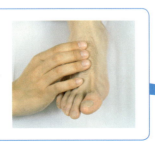

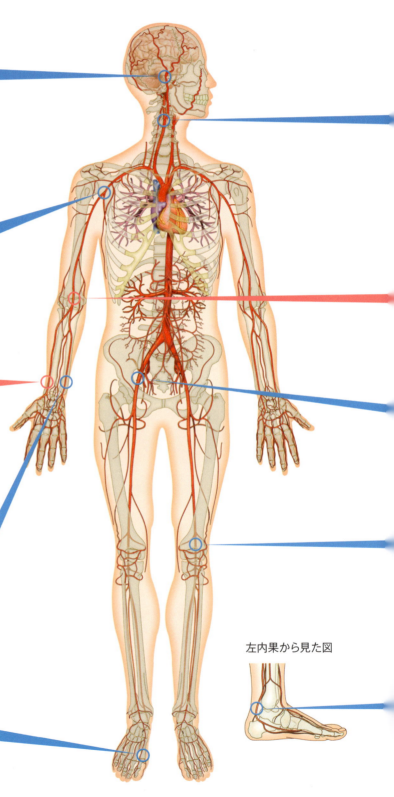

左内果から見た図

総頸動脈（そうけい）

- **触れる位置**
  甲状軟骨（こうじょうなんこつ）の高さで胸鎖乳突筋（きょうさにゅうとっきん）手前の溝付近
- **触れかたのポイント**
  測定側と反対側に顔を向ける

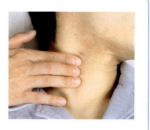

注意！ 脳への血流を遮断してしまうので、左右の総頸動脈を同時に強く圧迫しない

上腕動脈

脈拍測定でよく使われる動脈

- **触れる位置**
  肘窩のやや体側
- **触れかたのポイント**
  肘関節をしっかり伸展する

大腿動脈

- **触れる位置**
  鼠径部（そけい）
- **触れかたのポイント**
  仰臥位で下肢を伸展し、股関節をやや外旋させる

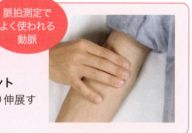

膝窩動脈（しっか）

- **触れる位置**
  膝窩中央
- **触れかたのポイント**
  腹臥位で膝関節をしっかりと伸展する

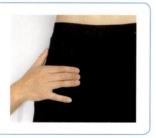

後脛骨動脈（こうけいこつ）

- **触れる位置**
  内踝（ないか）とアキレス腱の間
- **触れかたのポイント**
  股関節をやや外旋位とする

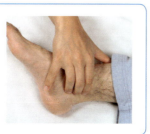

ポイント！ 体の表面に見える紫〜緑色の血管（静脈）では脈拍を測定できません。静脈は血液が心臓に戻る帰り道で動脈のような拍動がないためです。

脈拍測定では、動脈の拍動を正確に測定するために**第2、3、4指を動脈の走行に沿わせる**ことが大切です。3本の指がしっかりと目標とする動脈の真上に位置するように指を置きましょう。

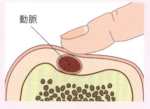
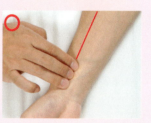

ワンポイントレクチャー

指で測定しなければいけないの？

電子血圧計やパルスオキシメーターには脈拍数を自動的に測定する機能があり、数秒で脈拍数を測定することができます。しかし、この機能では脈の強さやリズムまでは測定できません。脈拍を詳細に観察するためには、機器に頼るのではなく、看護師の指で測定することが重要です。

Column

脈拍と血圧の関係

心臓から離れた動脈では血圧が低ければ低いほど脈拍が触れにくくなります。

この原理を応用すれば、血圧計がなくても脈拍が触れる動脈を確認するだけで「**最低このくらいの血圧は維持できている**」ことが予測できます。

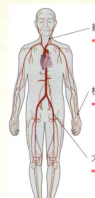

- 総頸動脈で触れる
  ➡ 収縮期血圧 60mmHg以上
- 橈骨動脈で触れる
  ➡ 収縮期血圧 80mmHg以上
- 大腿動脈で触れる
  ➡ 収縮期血圧 70mmHg以上

02 バイタルサインをマスターしよう／脈拍

橈骨動脈による脈拍測定のしかた

必要物品	秒針付きの時計 （またはストップウォッチ）

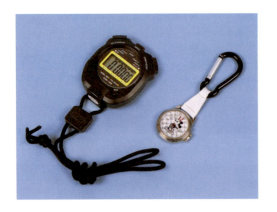

Column
なぜデジタル時計じゃダメなの？

20秒や30秒で脈拍測定をする場合、デジタル時計では測定開始時間の秒数（数字）を覚えたり測定終了時間を計算しなければならず、それらを脈拍数を数えながら行うのは困難です。秒針付きの時計では、針の向きを覚えれば**測定開始時間や測定終了時間を簡単に把握することができます**。この簡便さによってデジタル式ではなく秒針付きの時計が推奨されています。

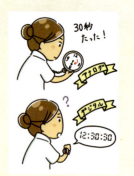

1 患者さんに脈拍測定を行う目的や方法などを説明し、同意を得る。

2 **飲食後、運動後、入浴後**などの脈拍測定は避け、30分ほど待ってから測定する。

なぜ？ 飲食や運動、入浴などによって脈拍が速くなり、正確な値を測定できないため。

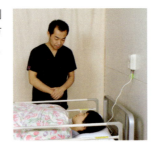

3 第2、3、4指を動脈の走行に沿わせて、橈骨動脈が1番強く触れる場所を探す。

● 橈骨動脈の探しかた

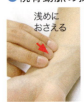
浅めにおさえる

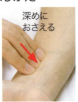
深めにおさえる

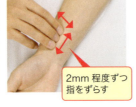
2mm程度ずつ指をずらす

ポイント！ 橈骨動脈の位置や深さは個人差があります。数秒間待って脈が触れない場合には、**数mmずつ上下左右に位置をずらしたり、おさえる力を弱くしたり強くしたりして橈骨動脈が強く触れる場所**を探しましょう。

注意！ 脈拍測定は第1指では行いません。

なぜ？ 第1指の動脈はほかの指より太く、患者さんではなく**自分の脈拍が触れてしまう**ため。

4 1分間脈拍の数を測定する。数を数えながら、**脈拍のリズムや強さ**も観察する。

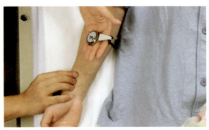

ポイント！ 30秒間測定した値を2倍したり、20秒測定した値を3倍したものを脈拍数とする場合がありますが、きちんと1分間測定した値に比べると誤差が生じやすくなります。1分より短い時間で測定する場合には、誤差が生じることに注意しましょう。

| 5 | 脈拍の触れかたが弱い場合には、**脈拍の左右差**を測定する。 | 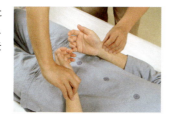 | 6 | 患者さんの寝衣や体位、寝具を整える。 | 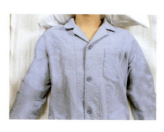 |

| なぜ？ | 脈拍の触れかたが弱い場合には、血管の狭窄や閉塞の可能性があるため。 | 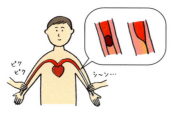 | 7 | 測定結果を記録する。 | 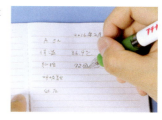 |

脈拍のアセスメント（評価）

脈拍は、脈拍数、脈拍のリズム、脈拍の強さから、心臓が周期的に収縮して血液がきちんと全身に送られているか、それによって**循環が保たれているか**をアセスメントします。

脈拍数の基準値は？

脈拍数の基準値は**下表**のとおりです。脈拍数が基準より多いことを**頻脈**、少ないことを**徐脈**といいます。

■脈拍数の基準値

	基準値
新生児（生後4週未満）	120〜140回/分
乳児（生後1歳未満）	100〜120回/分
幼児（1〜6歳未満）	90〜110回/分
学童（6〜12歳未満）	80〜90回/分
成人	60〜90回/分
高齢者	50〜70回/分

脈拍数の増減因子

脈拍数は疾患や症状だけでなく、**生理的な要因**でも増減します。測定するときには生理的要因による影響をなるべく小さくすることが重要です。

■脈拍の生理的変動

脈拍数の増加	運動、食事、入浴、ストレス
脈拍数の減少	睡眠中

異常時の観察・ケアのポイント

脈拍の異常は、**全身の循環動態に何らかの異常があるか**、**異常のリスクがある**ことを意味します。全身の循環動態に異常があると、血圧低下や血圧低下に伴う脳虚血（脳に必要な酸素や栄養を送る血液が不足する状態）によって意識レベルが低下します。血圧低下や意識レベルの低下は生命に重大な危険を与える可能性があります。

■脈拍異常時の観察・ケアポイント

観察のポイント	ケアのポイント
●意識レベルの確認を行います ●血圧測定を行います ●自覚症状の有無を確認します	バイタルサインと自覚症状の有無や変化を継続的に観察します

呼吸 3、6、10、18

呼吸の基礎知識

呼吸ってなに？

酸素を体内に取り込んで、二酸化炭素を体の外へ出すことを呼吸といいます。呼吸では、患者さんが息を吸ったり吐いたりする動作だけではなく、吸った**酸素が体のすみずみに行き渡っているか**どうかも大切な観察ポイントです。

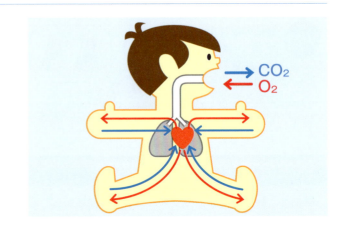

何を観察するの？

呼吸の観察では、**呼吸数**や**呼吸のリズム**、**呼吸の深さ**などを観察し、きちんと息を吸ったり吐いたりできているかを観察します。さらに、生命維持に必要な酸素を体内に取り込めているかをみるために、**呼吸困難**や**チアノーゼ**などを観察します。

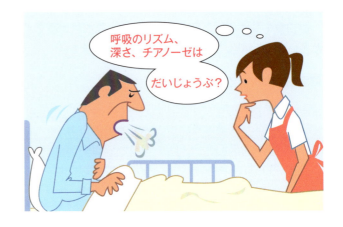

呼吸数ってなに？

呼吸数は呼吸の回数のことで、呼吸数の単位は「回」です。呼吸数は1分間の回数なので、〇回/分または〇 bpm（breaths per minute）と表します。

ポイント！ 呼吸数は「吸気（息を吸う）」と「呼気（息を吐く）」の**両方がそろって「1回」**と数えます。

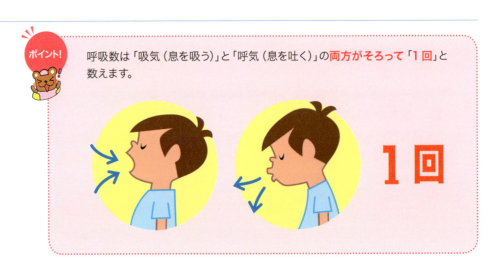

呼吸のリズムってなに？

呼吸のリズムとは呼吸の規則性のことです。通常呼吸は一定間隔で吸ったり吐いたりを繰り返し、これを「**規則的な呼吸**」といいます。間隔がバラバラな呼吸を「**不規則な呼吸**」といいます。

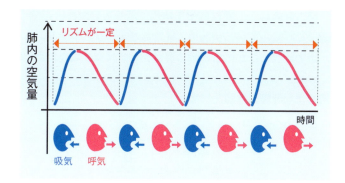

呼吸の深さってなに？

呼吸の深さは、1回の呼吸で吸ったり吐いたりする**空気の量（1回換気量）**を表します。深い呼吸では1回換気量は多く、浅い呼吸では1回換気量は少なくなります。

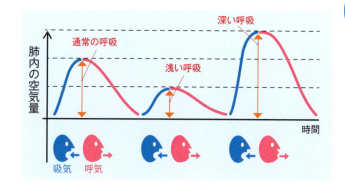

呼吸困難ってなに？

呼吸困難とは、呼吸するときに患者さんが感じる**息苦しさ**のことをいいます。呼吸困難は患者さんの**自覚症状**なので、患者さんに「息苦しさがあるかどうか」を問診しましょう。息苦しさがある場合には患者さんが苦痛の表情をしていたり、「**努力呼吸**」（P.26 参照）とよばれる特徴的な見た目（外観）が出現することがあります。

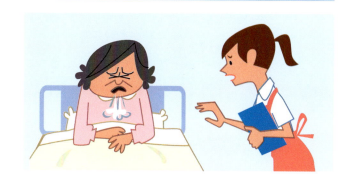

チアノーゼってなに？

チアノーゼは唇や爪、四肢の末梢（手や足の指先など）が**青紫色**になることです。チアノーゼは**血液に含まれる酸素の量が少なくなると出現**します。

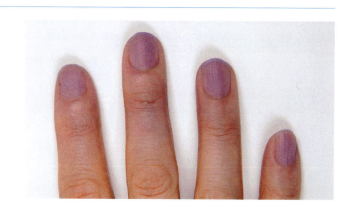

努力呼吸ってなに？

努力呼吸は、必要な酸素を体内に取り込むために通常の呼吸では使用しない呼吸補助筋（胸鎖乳突筋や斜角筋など）を使って呼吸している状態で、異常な呼吸のひとつです。

努力呼吸のほかにも呼吸の異常を示す特徴的な見た目（外観）の呼吸があります（**下表**）。

■ 異常な呼吸の種類と特徴

呼吸の種類	努力呼吸	鼻翼呼吸	下顎呼吸（あえぎ呼吸）
特徴	● 吸気時（息を吸うとき）に呼吸補助筋（胸鎖乳突筋や斜角筋など）が隆起し、呼吸に合わせて肩が大きく動く ● 呼吸不全の患者さんにみられる	● 吸気時（息を吸うとき）に鼻翼がふくらむ ● 呼吸不全の患者さんにみられる	● 吸気時（息を吸うとき）に下顎が大きく下がり、あえぐように息を吸う ● 通常の呼吸よりも吸気時間（息を吸う時間）が極端に短くなり、呼気時間（息を吐く時間）は長くなる ● 呼吸停止の直前にみられる

呼吸の種類	奇異呼吸		陥没呼吸
	シーソー呼吸	動揺胸郭・フレイルチェスト	
特徴	● 吸気時（息を吸うとき）に腹部が陥没し、呼気時（息を吐くとき）には腹部がふくらむ ● COPD*（慢性閉塞性肺疾患）の患者さんなどにみられる	● 吸気時（息を吸うとき）に胸部が陥没し、呼気時（息を吐くとき）には胸部がふくらむ ● 多発肋骨骨折の患者さんにみられる	● 吸気時（息を吸うとき）に肋間や剣状突起部、胸骨の上部や下部が陥没する ● 新生児や乳幼児の上気道閉塞でみられる

ワンポイントレクチャー

ばち状指ってなに？

ばち状指（ばち指）とは、手や足の指先が**太鼓のばちのようにふくれた状態**の指のことをいいます。ばち状指は**低酸素状態が数か月間続くと出る症状**であり、日々変化する症状ではないので一度ばち状指の有無を観察したあとは**頻繁に観察する必要はありません。**

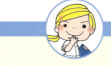

正常な指	ばち状指
160度	180度 180度以上

> 患者さんと会話をしているときなど、何気ないときでも呼吸は簡単に観察できるので、積極的に情報収集しましょう

呼吸測定のしかた

注意！ 呼吸は意識的に速くしたり遅くしたりできます。呼吸を測定するときに「呼吸を数えますね」と説明すると、**患者さんが呼吸を意識的に調節してしまう**ので正確に測定できません。呼吸を測定するときには脈拍測定と組み合わせて、呼吸を測定していることを患者さんに意識させない（知られない）工夫が必要です。

ポイント！ 呼吸測定の最中に患者さんが会話をすると正確な呼吸数の測定ができません。すべての**測定が終わるまで話をしないように**、あらかじめ患者さんに説明しておきましょう。

1 脈拍数を1分間数え終えたら（P.22～23「橈骨動脈による脈拍測定のしかた」の❹の続き）、脈拍を測定している看護師の手は患者さんの橈骨動脈に置いたままにする。

なぜ？ 呼吸を測定することを患者さんに伝えてしまうと患者さんが意識的に呼吸を調整してしまい、正確な測定ができなくなるため。

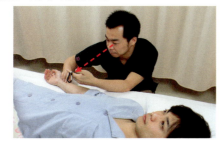

2 患者さんの胸部に看護師の目線をうつし、患者さんの呼吸数を1分間測定する。呼吸のリズムと深さも観察する。

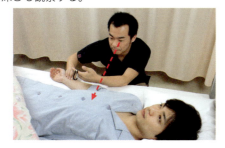

3 呼吸困難や努力呼吸の有無、チアノーゼなどを観察する。

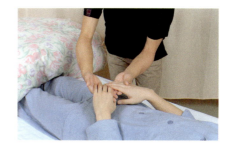

4 患者さんの寝衣や体位、寝具を整える。

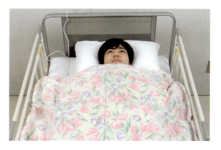

5 測定結果を記録する。

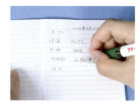

ポイント！ 呼吸数は**胸郭の動き**をみて数えます。寝具などがじゃまで胸郭が見えない場合には事前に寝具を外します。患者さんの正面から胸郭を見ると胸郭の動きがわかりにくいので、胸郭の動きを観察するときには患者さんの**真横から見る**ようにしましょう。

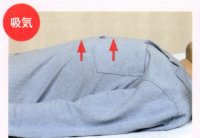
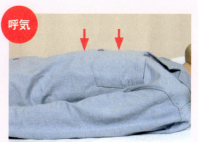

真横から観察すると胸郭の動きが見えやすい

呼吸のアセスメント（評価）

呼吸は**呼吸数**、**呼吸のリズム**、**呼吸の深さ**や呼吸困難、チアノーゼ、努力呼吸の有無などでアセスメントします。

呼吸の生理的変動による影響

呼吸の変動は**疾患や症状によるもの**と**生理的なもの**があり、この生理的な変動を「**呼吸の生理的変動**」といいます。

生理的変動は常に誰にでも起こっているので、呼吸のアセスメントをする際には生理的変動の影響を考慮します。

■呼吸の生理的変動

肥満	体位	運動
通常の体型の人に比べて呼吸の深さが浅くなる	立位や座位では仰臥位に比べて呼吸の深さが深くなる	運動すると呼吸数が増加する
なぜ？ **脂肪により胸郭が動きにくくなる**ため息を吸う量や吐く量が少なくなる	なぜ？ 立位や座位の場合には**横隔膜が重力の影響で下がりやすくなる**ため	なぜ？ 運動により体が**必要とする酸素の量が増える**ため

呼吸数の基準値は？

呼吸数の基準値は年齢によって異なります。成人では **16〜20回/分** が基準値になります。基準値よりも呼吸数が多いことを**頻呼吸**、基準値よりも呼吸数が少ないことを**徐呼吸**といいます。

■呼吸数の基準値

	新生児（生後4週未満）	乳児（生後1歳未満）	幼児（1〜6歳未満）	学童（6〜12歳未満）	成人
基準値	40〜50回/分	30〜40回/分	20〜30回/分	18〜20回/分	16〜20回/分

■正常な呼吸、頻呼吸・徐呼吸

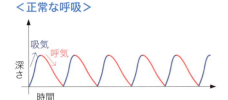
＜正常な呼吸＞

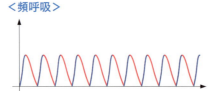
＜頻呼吸＞

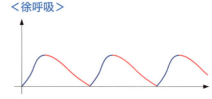
＜徐呼吸＞

呼吸のリズムの異常って？

通常、呼吸のリズムは規則的です。何らかの異常がある場合には、呼吸のリズムは不規則になります。また、呼吸が一時的に止まってしまうことを**無呼吸**といいます。

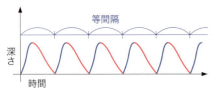
＜規則正しい呼吸＞

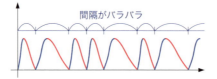
＜不規則な呼吸＞

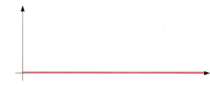
＜無呼吸＞

呼吸の深さの異常って？

通常の呼吸よりも深い呼吸を**過呼吸**、通常の呼吸よりも浅い呼吸を**減呼吸**といいます。

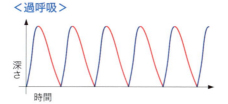
<過呼吸>

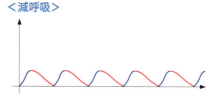
<減呼吸>

特殊な呼吸の種類

呼吸の型によって命名されている呼吸もあります。

■特殊な呼吸の種類と特徴

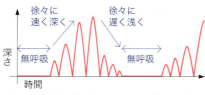
<チェーンストークス呼吸>

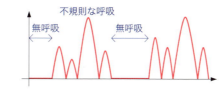
<ビオー呼吸>

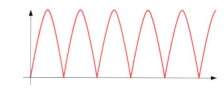
<クスマウル（大）呼吸>

- 一定時間の無呼吸のあと、徐々に速く深い呼吸が起こる
- その後、徐々に呼吸が弱まり無呼吸になる

- 深さや速さが一定しない呼吸と無呼吸を不規則な周期で繰り返す

- 深い呼吸を規則的に繰り返す呼吸

異常時の観察・ケアのポイント

呼吸で異常がみられた場合には、生命を維持するための呼吸ができているかどうかを観察することが重要です。また、呼吸困難などの自覚症状を伴う場合には呼吸を楽にするケアが必要です。

■異常時の観察・ケアのポイント

観察ポイント		● 意識レベルの確認を行います　● 血圧測定を行います ● SpO_2の測定やチアノーゼの観察を行います ● 改善するまで継続的に呼吸の観察を行います
ケアのポイント	意識レベルや血圧低下がある場合	● すぐに医師や看護師に連絡します
	呼吸困難などの苦痛症状がある場合	● **起座呼吸**：患者さんが臥位をとっている場合には、上半身を起こした体位（起座呼吸）をすすめます 上半身を起こした体位をとることで、重力の影響で横隔膜が下がりやすくなり、**1回換気量を増加させる**ことができます 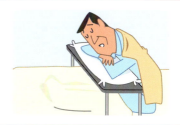 ● **口すぼめ呼吸**：呼気時（息を吐くとき）に口をすぼめながら息を吐く呼吸法である口すぼめ呼吸をすすめます 口すぼめ呼吸をすることで呼気時につぶれてしまう気道や肺胞を広げておくことができ、呼吸困難が改善します 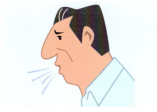

血圧 2、8、11、12

血圧の基礎知識

血圧ってなに？

血圧とは心臓から押し出された**血液によって血管の内部にかかる圧力**のことです。血圧を測定することで体内の循環動態をみることができます。血圧の単位は**mmHg**で、**ミリメートルエイジー**、または**ミリメートル水銀柱**と読みます。

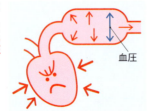

収縮期血圧、拡張期血圧ってなに？

心臓が収縮したときの動脈の圧力を**収縮期血圧**（最高血圧、最大血圧）、心臓が拡張したときの動脈の血圧を**拡張期血圧**（最低血圧、最小血圧）といいます。

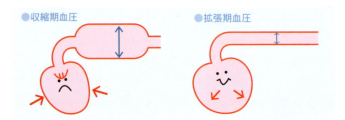

● 収縮期血圧　　　　● 拡張期血圧

血圧の値を規定する因子

血圧は**下表**の6つの因子によって上昇または低下します。

■血圧の値を規定する因子とその影響

	血圧上昇	血圧低下
心拍数	● 心拍数の増加	● 心拍数の減少
1回拍出量	● 1回拍出量の増加	● 1回拍出量の減少
末梢血管抵抗	● 末梢血管抵抗の増加	● 末梢血管抵抗の低下
循環血液量	● 循環血液量の増加	● 循環血液量の減少

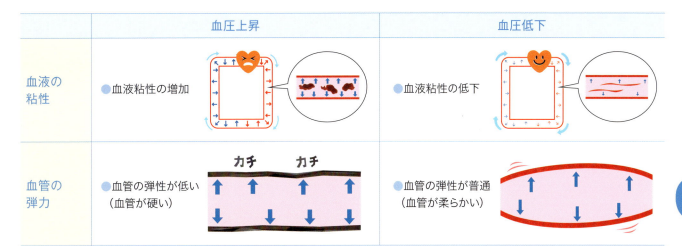

聴診法、触診法ってなに？

聴診法や触診法は血圧の測定方法です。通常は**聴診法**による血圧測定を行いますが、状況によって使い分けましょう。

■ 聴診法と触診法

	聴診法	触診法
測定法		
特徴	●聴診器を使用した血圧測定の方法です ●一般的に「血圧測定」というと、聴診法による血圧測定をいいます ●**日常的に**患者さんの血圧を測定する場合には聴診法を行います	●聴診器を使用しない血圧測定の方法です ●患者さんの**容態が急激に悪化したとき**（緊急時）には、時間がかからず血圧計のみで測定できる触診法をまず行います ●患者さんの普段の血圧がわからず、**聴診法で測定する際にどのくらい加圧していいのか見当が付かない場合**には聴診法を行う前に触診法を行って収縮期血圧を把握します
測定できる値	収縮期血圧と拡張期血圧	**収縮期血圧のみ**
メリット	●収縮期血圧と拡張期血圧の両方を測定できる	●聴診法に比べて時間がかからない ●聴診器がなくても血圧計だけで測定できる
デメリット	●触診法に比べて時間がかかる ●聴診器と血圧計がないと測定できない※	●収縮期血圧しか測定できない

※電子血圧計以外の場合

Column

電子血圧計で測っちゃいけないの？

電子血圧計は簡単に血圧を測定できる便利な機器ですが、**血圧が低い場合や不整脈がある場合には正確な測定ができない**ことがあります。看護師は患者さんの状態にかかわらず正確な血圧を知る必要があるので、電子血圧計に頼らない聴診法や触診法による血圧測定を習得する必要があるのです。

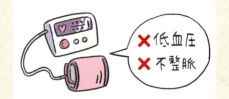

血圧測定のしかた（アネロイド式血圧計を使用した触診法、聴診法での血圧測定）

必要物品
1. アネロイド式血圧計（ウェルチ・アレン　デュラショック™DS44 ゲージ一体型）
2. 聴診器
3. アルコール手指消毒薬
4. アルコール綿
5. ビニール袋（ゴミ袋）

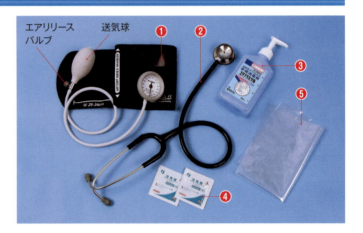

測定前の準備

1 患者さんの状態により血圧の測定部位を選択する。

■血圧測定部位を選択する際のポイント

点滴をしている場合	点滴をしている側の腕では血圧測定を避ける。両上肢で点滴をしている場合には、下肢で測定を行う	なぜ？	血圧測定によって点滴中の腕を圧迫し血流を遮断してしまい、**点滴の流速が変化してしまうため**
麻痺がある場合	麻痺のある側の腕では、血圧測定を避ける	なぜ？	通常血圧測定では、圧をかけ過ぎると患者さんは痛みやしびれを感じるが、麻痺がある場合には痛みやしびれを感じにくく、患者さんの**自覚症状による異常の早期発見ができない**ため
リンパ節郭清術を受けた場合	乳がんの手術でリンパ節郭清を受けた側の腕では血圧測定は避ける	なぜ？	リンパ節郭清をした側の腕はリンパの流れが悪くなっており、**リンパ浮腫を起こしやすい**ため
シャントがある場合	シャント（人工透析を受ける患者さんの腕に造設される、動脈と静脈を吻合してたくさんの血流を得られるようにした太い血管の部分）のある側の腕では血圧測定を避ける	なぜ？	血圧測定で血流を遮断することによってシャントに強い負荷がかかり、**シャントが閉塞する**おそれがあるため

血圧計の準備

1 測定部位に合わせてマンシェット（血圧計の腕に巻き付ける部分）の幅を選択する。マンシェットの幅は**測定部位の周囲径（まわりの長さ）の40％程度**を目安とする。

なぜ？ マンシェットの幅が広すぎると測定値が低くなってしまう。幅が狭すぎると測定値が高くなってしまう。

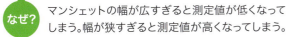

2 マンシェットを固い円筒形のものに巻き付け、エアリリースバルブを閉じる。

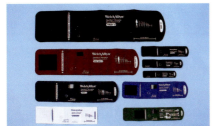

3 送気球で空気を送り、加圧する。

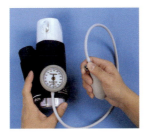

4 ある程度加圧したら表示針が動かないことを観察して空気が抜けていないことを確認する。

なぜ？ 空気が漏れていると正確な測定値が得られないため。

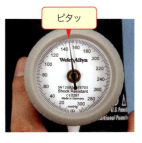

5 エアリリースバルブをゆるめてカフ（マンシェットの一部で、空気が入る袋の部分）内の空気をすべて排出させる。

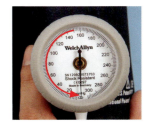

聴診器の準備

1 聴診器のイヤーピースが耳にフィットするように調節する。

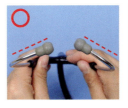 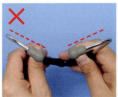

■血圧の測定部位とマンシェットの幅のめやす

部位		測定部位の周囲径のめやす(cm)	マンシェットの幅(cm)
	大腿部	40-55	21
上腕部	成人（大）	32-43	17
	成人（中）	25-34	13
	成人（小）	20-26	11
	小児（中）	15-21	9
	小児（小）	12-16	6
	乳幼児	9-13	5
	新生児	7-10	4

ウェルチアレン　フレックスポート™カフの場合
※上記はめやすであり、体格等の個人差を考慮する必要がある。

2 聴診器の膜型とベル型の切り替えが **膜型側** になっており、膜型が使用可能であることを確認する。

 切り替えがベル型側になっていると音が聴こえないため。

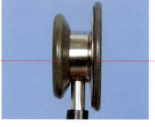
ベル型 — 膜型

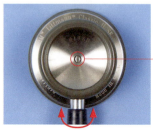
膜型が使用可能
穴が開いていない

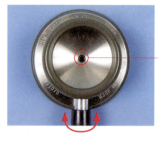
ベル型が使用可能
（膜型は使用できない）
穴が開いている

患者さんの準備

1 患者さんに血圧測定を行う目的や方法などを説明し、同意を得る。患者さんが血圧測定前に **安静にしていたか** を確認する。安静にしていなかった場合には、10分ほど安静にしたのちに血圧測定を行う。アルコール手指消毒薬で手指消毒を行う。

 運動や入浴、食事などにより代謝が亢進すると血圧が上昇してしまうため。

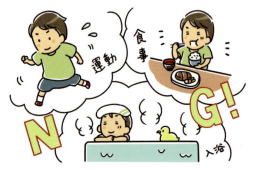

2 患者さんの体位を整える。座位・臥位のどちらであっても血圧測定部位である **上腕が心臓の高さ** になるように調整する。

なぜ？ 腕が心臓よりも高い位置にある場合、測定値は低くなる。腕が心臓よりも低い位置にある場合、測定値は高くなり誤差が生じるため。

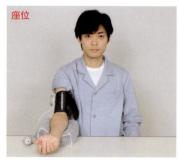
座位

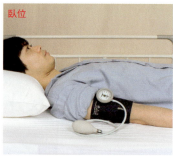
臥位

3 測定する腕を露出する。露出する際に、まくり上げた **衣服で腕が圧迫されないよう** にする。

 まくり上げた服で腕が圧迫されてしまうと測定値が正確でなくなるため。

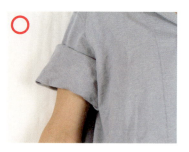
○

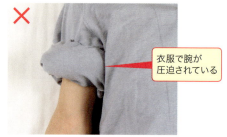
×
衣服で腕が圧迫されている

34

触診法による血圧測定

1 上腕部の上腕動脈を探し、**上腕動脈の真上にカフの中心がくるように**マンシェットを上腕にあてる。さらに、マンシェットの下端が肘窩から**約2.5cm上（約2横指上）**にくるようにする。

なぜ？ マンシェットが肘窩に近すぎると肘関節の骨をマンシェットで締め付けてしまい、上腕動脈をうまく圧迫できなくなり、正確な値が得られなくなるため。

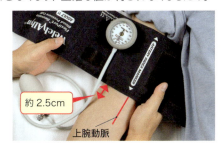

2 **指が2本入る程度のきつさ**でマンシェットを上腕に巻き付ける。

なぜ？ 巻きかたがきつすぎると測定値は低くなり、ゆるすぎると測定値は高くなってしまうため。

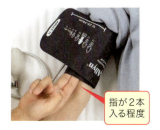

3 文字盤の表示が看護師の**真正面**にくるようにする。

なぜ？ 文字盤の表示を斜めから見て測定値を読むと、正確な数字を読み取ることができないため。

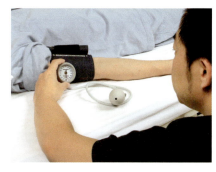

4 看護師の**利き手で送気球を持ち**、エアリリースバルブを閉じる。

なぜ？ エアリリースバルブは利き手のほうが微調整しやすいため。

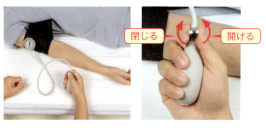

ワンポイントレクチャー

上腕動脈や橈骨動脈がうまく探せないときは？

血管の位置や深さは1人ひとり異なります。脈拍の触れかたも弱かったり強かったり人それぞれです。まずは**右図**を参考にして動脈走行部位を基準に示指、中指、薬指の3本の指をあてます。

脈を探すときには**2～3秒以上じっと待つ**のがコツです。脈を触知できないときには同じ部位で**少し弱め（浅め）**に押さえてみます。次に同じ部位で**少し強め（深め）**に押さえてみます。それでも脈が触知できない場合には**2mm程度縦方向や横方向に指をずらして**再度普通、浅め、強めに触れてみます。これを脈が触知できるまで繰り返しましょう。

■脈の探しかた

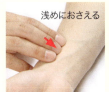
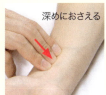
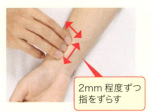

■動脈の走行

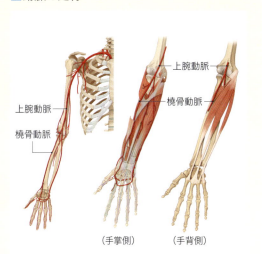

5 利き手とは逆の手で**橈骨動脈**を触知する。

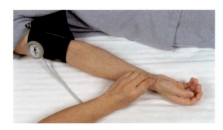

6 橈骨動脈を触知しながら70mmHgまで一気に加圧し、脈拍が触知できなくなるまで、10mmHgずつ加圧する。

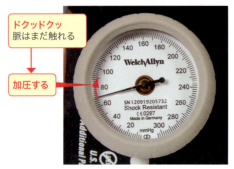

ドクッドクッ
脈はまだ触れる

加圧する

7 橈骨動脈が触知できなくなったら、そこから**20〜30mmHg 加圧**する。

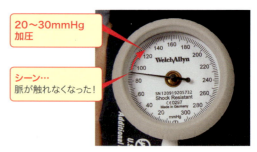

20〜30mmHg
加圧

シーン…
脈が触れなくなった！

8 エアリリースバルブを静かに少しだけゆるめ、**1秒間に1目盛り**（2mmHg）の速さで減圧する。

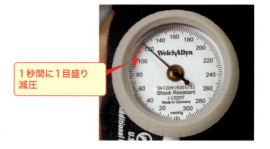

1秒間に1目盛り
減圧

ワンポイントレクチャー

マンシェットを巻いたけど、ゆるすぎるときは？

　これは、マンシェットを腕に巻き付けるときに締め付ける力が弱いことが原因です。

　まず、マンシェットの位置を決めます（❶）。マンシェットの内側になる端の部分を押さえている手は、マンシェットを巻き付け終わるまで押さえ続け、離さないようにします（❷）。反対の手でマンシェットを腕に沿わせるようになでつけます（❸）。マンシェットの外側の端を引っ張り気味にしながら以降の手順を進めます（❹）。

　まずは腕の半分だけマンシェットを巻き付けます（❺）。マンシェットの端を少し引っ張り気味にしながらマジックテープを貼り付けます。最後にマンシェットと腕の間に2本の指が入るくらいの隙間があるかを確認しましょう（❻）。

■マンシェットの巻きかた

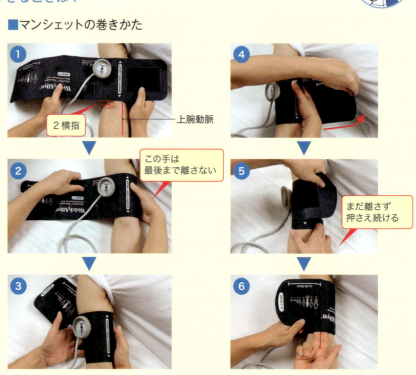

2横指 ／ 上腕動脈

この手は
最後まで離さない

まだ離さず
押さえ続ける

9 橈骨動脈が触知できたら値を記憶して、エアリリースバルブをしっかりゆるめて**カフ内の空気をすべて抜き、表示針が0をさしている**ことを確認する。マンシェットを患者さんの腕から外す。

なぜ？ カフに空気が残っていると腕に圧がかかったままになり、**うっ血（血液が滞った状態）**や**痛み**などを生じるおそれがあるため。

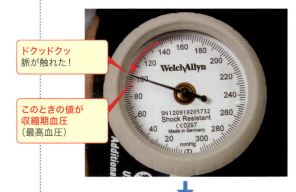

ドクッドクッ
脈が触れた！

このときの値が
収縮期血圧
（最高血圧）

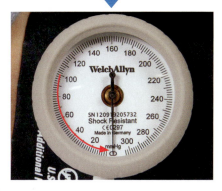

10 手順❾の値（＝**収縮期血圧**）を記録する。

ワンポイントレクチャー

**減圧しはじめたとたん、
一気に減圧されてしまうときは？
（一定速度で減圧できない！）**

エアリリースバルブを閉じるときに、きつく締めすぎているのが原因です。きつく締めれば締めるほど、開ける際に力が必要になり、その結果、勢いよくバルブが開放されて急激な減圧が起こります。エアリリースバルブを閉じるときは力を加えずにそっと行い、いったんバルブの動きが止まったらそれ以上締め付けないようにしましょう。

聴診法による血圧測定

●触診法を行わずに聴診法で血圧測定をする場合には、「測定前の準備」「血圧計の準備」「聴診器の準備」「患者さんの準備（**P.32～34参照**）」を先に実施する。

1 上腕部の上腕動脈を探し、**上腕動脈の真上にカフの中心がくる**ようにマンシェットを上腕にあてる。さらに、マンシェットの下端が肘窩から**約2.5cm上（約2横指上）**にくるようにする。

なぜ？ マンシェットが肘窩に近すぎると肘関節の骨をマンシェットで締め付けてしまい、上腕動脈をうまく圧迫できなくなり、正確な値が得られなくなるため。

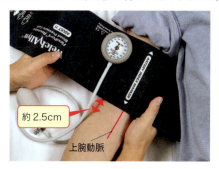

約2.5cm
上腕動脈

2 **指が2本入る程度のきつさ**でマンシェットを上腕に巻き付ける。

なぜ？ 巻きかたがきつすぎると測定値は低くなり、ゆるすぎると測定値は高くなってしまうため。

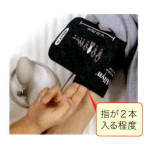

指が2本
入る程度

3 文字盤の表示が看護師の**真正面**にくるように移動する。

なぜ？ 表示を斜めから見て測定値を読むと、正確な数字を読み取ることができないため。

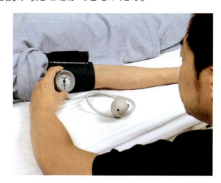

4 肘窩の上腕動脈で脈が最も強く触れる場所を探し、その上に聴診器のチェストピースを置く。このとき、**チェストピースをマンシェットの下に入れない**。

なぜ? チェストピースをマンシェットの下に入れ込んでしまうと上腕動脈への圧迫が不均衡になり、正確な値が測定できないため。

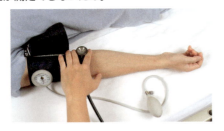

5 看護師の**利き手で送気球を持ち**、エアリリースバルブを閉じる。

なぜ? エアリリースバルブは利き手のほうが微調整しやすいため。

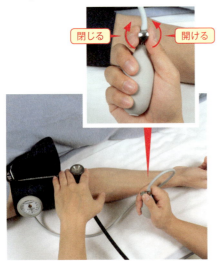

6 問診や触診法で得た患者さんの収縮期血圧より**20〜30mmHg** 高い値まで送気球で加圧する。

なぜ? 不必要に加圧すると患者さんに苦痛が生じるだけでなく、圧迫による内出血などを起こす可能性があるため。

収縮期血圧+ 20〜30mmHg

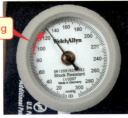

7 エアリリースバルブを静かに少しだけゆるめ、**1秒間に1目盛り(2mmHg)の速さで減圧**する。

なぜ? 減圧が速すぎても遅すぎても正確な値が測定できないため。

1秒間に1目盛り減圧

8 コロトコフ音(心臓の拍動に合わせて聴こえる血管の音)が**聴こえたらこのときの値(収縮期血圧)**を記憶する。

ドクッドクッ 音が聴こえた!

このときの値が 収縮期血圧 (最高血圧)

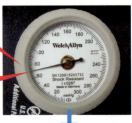

9 コロトコフ音が**聴こえなくなったら**このときの値(拡張期血圧)を記憶する。さらに、すぐにエアリリースバルブをしっかりゆるめてカフ内の空気をすべて抜き、表示針が0をさしていることを確認する。

なぜ? カフに空気が残っていると腕に圧がかかったままになり、**うっ血(血流が滞った状態)やい痛み**などを生じるおそれがあるため。

シーン… 音が聴こえなくなった

このときの値が 拡張期血圧 (最低血圧)

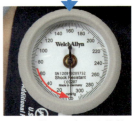

10 マンシェットを患者さんから外し、寝衣や体位、寝具を整える。チェストピースをアルコール綿で消毒する。

11 測定結果を記録する。

| ワンポイントレクチャー

コロトコフ音が途中で聴こえなくなったときは？

通常コロトコフ音が**聴こえ始めた値が収縮期血圧（最高血圧）、聴こえなくなった値が拡張期血圧（最低血圧）**です。しかし、コロトコフ音がいったん聴こえなくなってから再度聴こえ始めるような場合があります。これは、**聴診間隙**といわれるもので、コロトコフ音の第Ⅱ相が欠如してしまう現象です。聴診間隙が現れた場合でも1秒に2mmHgずつ減圧し続けて、**再度コロトコフ音が聞こえた後に消失した値**を拡張期血圧（最低血圧）としましょう。

■ 通常のコロトコフ音の聴こえかた

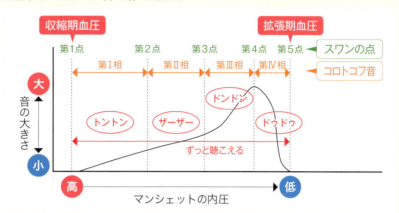

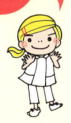

聴診間隙が現れてもそのまま減圧し続けて、再度音が消失した値を拡張期血圧とします

■ 聴診間隙のある場合のコロトコフ音の聴こえかた

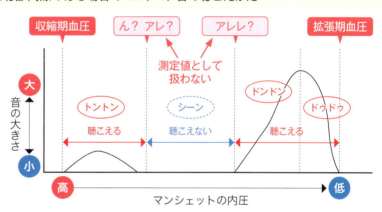

コロトコフ音以外の雑音が聴こえる！

聴診法による血圧測定ではコロトコフ音を聴取することが重要ですので、それ以外の**雑音は極力排除**しましょう。

チューブ同士がぶつかる音	チューブが衣服や寝具などに擦れる音	チェストピースを押さえる指の音
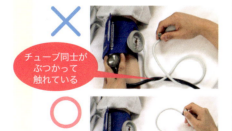	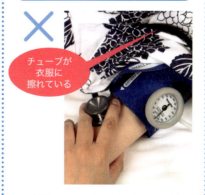	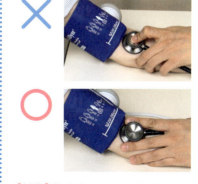
【対策】あらかじめチューブ同士がぶつからないように配置する	【対策】チューブが衣服や寝具に擦れないように配置する	【対策】指が浮いていると雑音がしやすいので、指を皮膚に密着させるようにチェストピースを押さえる

ワンポイントレクチャー

血圧計の種類にはどんなものがある？

血圧計は、送気球、マンシェット（カフ）、目盛りで構成されています。

過去には水銀血圧計が使用されていましたが、水銀は有毒な物質であるため現在は製造されていません。

一般的に血圧測定では、アネロイド式血圧計や電子血圧計が使用されています。

■血圧計の種類

アネロイド式血圧計	電子血圧計	手動式電子血圧計	水銀血圧計
●聴診法では聴診器が必要	●聴診器がなくても血圧測定が可能 ●脈拍数が自動で測定される ●血圧が低い場合や不整脈がある場合には測定値が不正確になる可能性がある	●聴診法では聴診器が必要 ●脈拍数を自動で測定する機種もある	●有毒な水銀を使用しているため、現在は使用が推奨されていない

ワンポイントレクチャー

上腕で血圧測定ができない場合は？

上腕で血圧測定ができない場合には、下肢で血圧を測定します。下肢で血圧測定をする場合には、患者さんに臥位になってもらいます。下肢で血圧測定をした場合の測定値は、下肢の末梢血管抵抗の影響を受けるため、上腕の測定値よりもやや高くなる傾向があります。

■下肢での血圧測定のポイント

	膝窩動脈での測定	後脛骨動脈・足背動脈での測定	
マンシェットを巻く位置	●膝関節より中枢側の大腿部	●足関節より中枢側の下腿	
触診法での動脈触知位置	●膝窩中央の膝窩動脈	【後脛骨動脈】 ●内果とアキレス腱の間	【足背動脈】 ●長母趾伸筋腱と第2趾の長趾伸筋腱の間
聴診法でのチェストピースを当てる位置			
測定のポイント	●腹臥位で、膝関節をしっかりと伸展すると触知・聴診しやすくなる ✕ 屈曲している	●仰臥位で、股関節をやや外旋位とすると触知・聴診しやすくなる ✕ 内旋している	●仰臥位で、両足を伸展すると触知・聴診しやすくなる ✕ 屈曲している

40

血圧のアセスメント（評価）

血圧は患者さんの循環動態を反映する重要な指標で、高すぎても低すぎても患者さんの命に影響します。また、高血圧の状態が継続的に続くと脳卒中や循環器疾患などの疾患が発症しやすくなることが明らかになっており、血圧の変化が一時的なのか持続するのか、その原因は何かを把握することが必要です。

血圧の基準値は？

血圧の変動は疾患や**症状によるもの**と**生理的なもの**があります。

生理的変動は常に誰にでも起こっているので、血圧測定をする際には生理的要因による影響をなるべく小さくすることが重要です。また、血圧のアセスメントをする際には**生理的変動の影響を考慮**します。

■成人の血圧の基準値

(mmHg)

分類		収縮期血圧		拡張期血圧
正常域血圧	至適血圧	<120	かつ	<80
	正常血圧	120〜129	かつ/または	80〜84
	正常高値血圧	130〜139	かつ/または	85〜89
高血圧	Ⅰ度高血圧	140〜159	かつ/または	90〜99
	Ⅱ度高血圧	160〜179	かつ/または	100〜109
	Ⅲ度高血圧	≧180	かつ/または	≧110
	（孤立性）収縮期高血圧	≧140	かつ	<90

日本高血圧学会高血圧治療ガイドライン作成委員会 編：高血圧治療ガイドライン2014．ライフサイエンス出版，東京，2014：19 より引用

■血圧の生理的変動

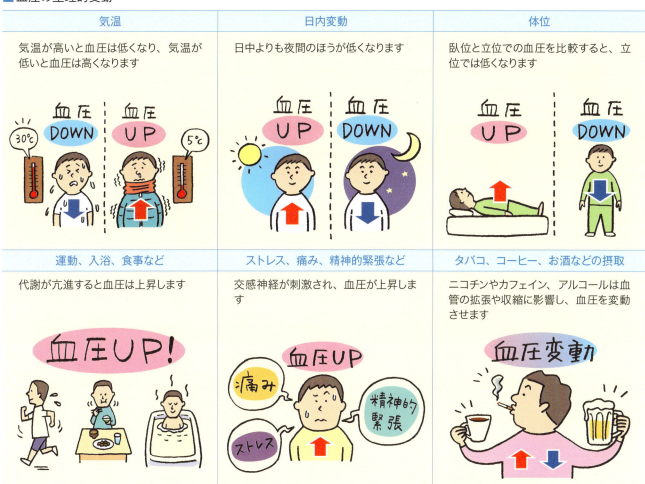

異常時の観察・ケアのポイント

■血圧が高いときの観察・ケアのポイント

観察のポイント

- 血圧が高いことによる自覚症状を確認します。通常高血圧では自覚症状がないことが多いですが、急激な血圧上昇では頭痛や嘔気・嘔吐、眼のかすみや意識障害が出現することがあります
- 血圧の変化が急激に出現した場合には、そのきっかけになったできごとがないか血圧測定の前のできごとを患者さんに聞いて原因を探ることも重要です

ケアのポイント

- 急な血圧上昇の場合には、臥床して安静にします

 体動などの刺激によってさらに血圧が上昇することを防ぐため

- 継続して血圧を観察します。また、自覚症状の変化も継続して観察します

■血圧が低いときの観察・ケアのポイント

観察のポイント

- 血圧が低いときには生命維持に必要な血圧が維持できているかどうかを観察することが重要です。まずは、意識があるかどうかを確認します

 生命の維持に一番必要な脳の機能を維持できる血圧があるかどうかを判断するため

- 次に、血圧が低いことによる自覚症状を確認します。低血圧ではめまいや立ちくらみ、嘔気・嘔吐、全身倦怠感(けんたいかん)が出現することがあります
また、血圧の変化が急激に出現した場合には、そのきっかけになったできごとがないか血圧測定の前のできごとを患者さんに聞いて原因を探ることも重要です

> 急激な血圧低下や血圧が低い場合は生命への危険が生じている可能性があるので、すぐに意識レベルの確認を行います

ケアのポイント

- 急な血圧低下の場合には、臥床して安静にします

 血圧が低いときに立位をとるとさらに血圧が低下し、意識消失や転倒のおそれがあるため

- 血圧が低いときには臥床し、下肢を挙上します

 下肢を挙上することで静脈還流を増やし、血圧を維持することができるため

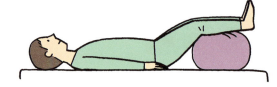

- 継続して血圧を観察します。また、自覚症状の変化も継続して観察します

意識 1、3、8、9、13～17

意識の基礎知識

意識ってなに？

意識とは、自分と他人やまわりの環境を区別したり、呼びかけや問いかけなどのさまざまな刺激に対して的確に反応する機能やその状態をいいます。意識が保たれているか、どの程度障害されているのかを観察して、おもに脳神経系のはたらきを把握することができます。

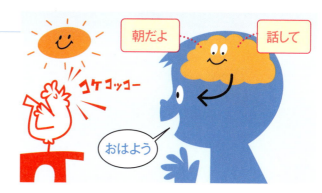

意識清明・意識障害ってなに？

はっきりと目を開けていて周囲への対応や会話の内容にも混乱がなく、手足を指示や自分の意思のとおりに動かせる状態を**意識清明**といい、意識に何らかの問題がある場合には「**意識障害がある**」と表現します。

意識には、**量的**なみかたと**質的**なみかたの２つのみかたがあり、この両方をあわせて観察します。

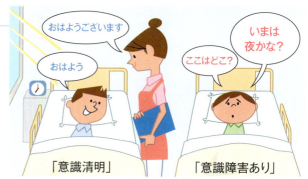

意識の量的なみかたってなに？（意識レベル・覚醒度）

意識の量的なみかたでは視覚や聴覚への刺激に対する反応を評価します。**意識レベル**または**覚醒度**と表現されます（**P.44上表**参照）。

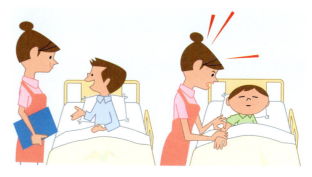

意識の質的なみかたってなに？

意識の質的はみかたでは問いかけに対する反応の内容を評価します。たとえば、名前や日付、今いる場所などの質問をして、正確に答えられるかどうかで判断します（**P.44下表**参照）。

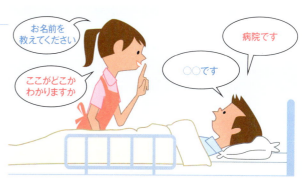

■意識レベル・覚醒度の分類

	表現		観察方法	反応
	覚醒（意識清明）		普段の声で話しかけ、問いを発する	眼を開いてこちらを見て、正確に問いに反応する
意識混濁		傾眠（嗜眠）	●大声で話しかける ●名前を呼ぶ	●眼を開いて反応し返答も返ってくるが、刺激をやめるとすぐに眠ってしまう ●自分から体を動かす自発運動もみられる
		昏迷	高い音を聞かせたり、明るい光を当てる	●刺激を避けようとして手足を引っ込める ●簡単な質問に応じる。自発運動もみられる
		半昏睡	痛み刺激を与える	●痛みを回避しようとするような動作（払いのける、体をよじるなど）をしたり、かろうじて眼を開くが、刺激をやめるとすぐに閉眼してしまう ●言葉による返答がある場合もまれにある ●自発運動はほとんどない
		昏睡	痛み刺激を与える	●眼を開かず、払いのけるような動作もみられない ●自発運動はまったくなく、筋肉は弛緩している

角濱春美：Smart Nurse Books 03 ナビトレ 新人ナースひな子と学ぶフィジカルアセスメント―身体のみかた、患者対応が分かる．メディカ出版，大阪，2011, 207より一部改変して転載

■意識の質的な障害の分類

せん妄	軽度から**中程度の意識混濁**に**幻覚**、不安や興奮を伴っている状態。**夢と現実の区別がつかなくなっているような反応**をする
もうろう状態	軽い意識混濁があり、状況にそぐわない行動をする状態。じっと動かなかったり無意識に動き回ったり、不安や恐怖、怒りや興奮を伴って**衝動的な行動**をする。もうろう状態のときの記憶はない
失見当識・見当識障害	見当識とは、**時間、場所、人物について正しく認識する能力**のことで、失見当識（見当識障害）はこの能力に障害がある状態をいう。時間、場所、人物について質問し、いずれかひとつでも正しく答えられない場合には、失見当識がある（見当識障害がある）と判断する

意識の観察では、量的・質的の両方の視点で観察することが大切です

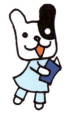

スケールってなに？

意識は刺激に対する反応を観察しますが、その反応はそのときどきで多彩です。さまざまに変化する反応を評価することも、その反応を他者と共有するのも簡単ではありません。そこで、意識を誰でも客観的に評価できるのがスケールとよばれるものです。基準が明確なので緊急時でも迅速かつ的確に意識を評価できます。さらに、スケールは数字で表すので簡単に他者と共有することができます。

意識を評価するスケールには、ジャパン・コーマ・スケール（JCS：Japan Coma Scale）とグラスゴー・コーマ・スケール（GCS：Glasgow Coma Scale）の2種類があります。

■ JCS（ジャパン・コーマ・スケール）とGCS（グラスゴー・コーマ・スケール）の特徴

	JCS（ジャパン・コーマ・スケール）	GCS（グラスゴー・コーマ・スケール）
特徴	●数字が大きいほど重症 ●日本で広く使われている ●3段階がそれぞれ3つのレベルに分けられ、計9つあるため3-3-9度方式ともよばれる	●開眼機能、言語機能、運動機能の3要素から意識を評価し、各要素の合計点で意識状態を表す ●合計点が小さいほど重症（最低3点、健常者は最高の15点） ●国際的に使われている
メリット	●GCSに比べて簡便でわかりやすい ●GCSに比べて評価に時間がかからない ●GCSに比べて意識状態を簡潔に記録できる	JCSに比べて詳細な評価が可能
デメリット	●覚醒の定義が曖昧で、開眼のみで覚醒を評価してしまっている ●1桁の意識障害を認知症や失語と間違う可能性がある	●JCSに比べて評価が複雑で判定に時間がかかる ●合計点が同じ点数でも患者さんの状態が異なることがある

■ JCS（ジャパン・コーマ・スケール）

段階	レベル	反応
Ⅰ 刺激しなくても覚醒している （1桁の点数で表現）	1	だいたい清明だが、今ひとつはっきりしない
	2	時・人・場所がわからない（見当識障害）
	3	自分の名前、生年月日が言えない
Ⅱ 刺激で覚醒する （2桁の点数で表現）	10	普通の呼びかけで容易に開眼する
	20	大きな声または体を揺さぶれば開眼する
	30	痛み刺激を加えつつ呼びかけを繰り返すとかろうじて開眼する
Ⅲ 痛み刺激でも覚醒しない （3桁の点数で表現）	100	痛み刺激に対して払いのけるような動作をする
	200	痛み刺激に対して少し手足を動かしたり、顔をしかめる
	300	痛み刺激に対してまったく反応しない

桁や数字が大きいほど重症

※意識清明は「0（ゼロ）」と表現する。必要があれば、患者の状態を付加する。R（restlessness）：暴れている・不穏状態、I（incontinence）：失禁・失便、A（akinetic mutism, apallic state）：自発性がない
（例）JCS 10R

■ GCS（グラスゴー・コーマ・スケール）

観察項目	反応	スコア
E（eye opening）：開眼機能	自発的に、または普通の呼びかけで開眼する	4点
	強く呼びかけると開眼する	3点
	痛み刺激で開眼する	2点
	痛み刺激でも開眼しない	1点
V（verbal response）：言語機能	見当識が保たれている	5点
	会話は成立するが見当識が混乱	4点
	発語はみられるが会話は成立しない	3点
	意味のない発声	2点
	発語みられず	1点
	気管挿管中などで発声ができない	T（1点）
M（motor response）：運動機能	命令に従って四肢を動かす	6点
	痛み刺激に対し、手で払いのける	5点
	指への痛み刺激に対して手を引っ込める	4点
	痛み刺激に対して緩徐な屈曲運動（除皮質硬直）	3点
	痛み刺激に対して緩徐な伸展運動（除脳硬直）	2点
	運動みられず	1点

合計点が小さいほど重症

ワンポイントレクチャー

痛み刺激を加えるときの注意点

爪への痛み刺激に反応がなかったからといって、「痛み刺激への反応なし」と判断してはいけません。末梢神経障害などによって**刺激が中枢へ届いていない可能性があるから**です。痛み刺激を加えるときには、**爪→眼窩上縁→胸骨**と順番により**中枢側を刺激して最終的な判断をする**ことが大切です。

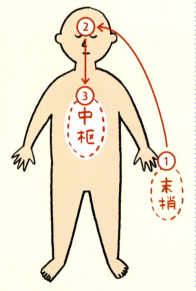

患者さんが眠っているときは起こしてもいいの？

健康な人でも意識障害を起こすリスクはゼロではありませんが、就寝中の患者さんに声をかけて意識を確認すると、患者さんが寝不足になってしまいます。ここで大切なのは、**患者さんが意識障害を起こすリスクをしっかりアセスメントすること**です。リスクが高ければ、たとえ睡眠中であっても命を守るために声をかける必要があります。

リスクが高くない場合には、呼吸に変化がないかどうか、寝返りを打っているかどうかなどを経時的に観察することで意識障害の有無を間接的に観察することができます。

意識の評価のしかた

JCS での意識の評価のしかた

JCS を用いた意識の評価は以下の手順で行います。

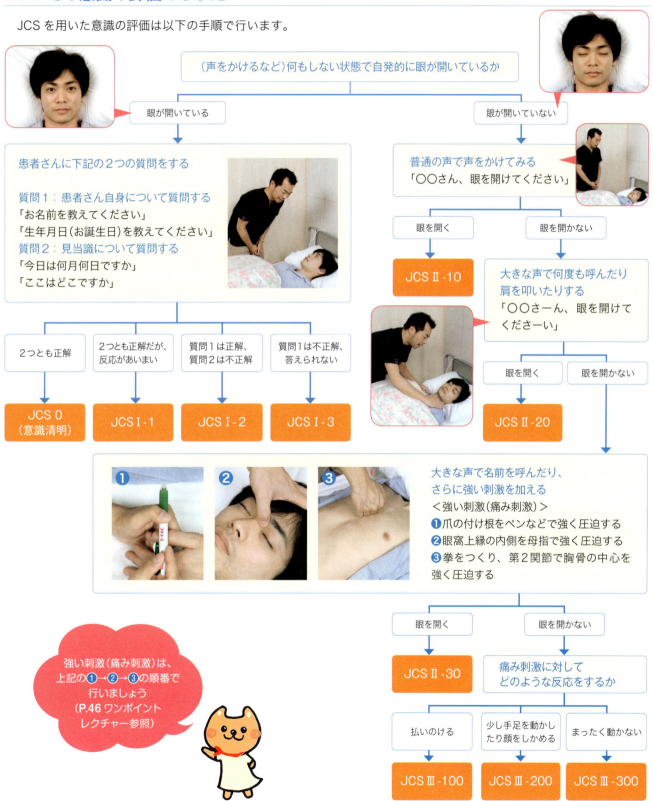

GCS での意識の評価のしかた

　GCSでは、開眼、発語、運動の各項目を別々に評価します。ただし、痛み刺激を加えたときの反応では開眼状態と運動機能を同時に評価します。

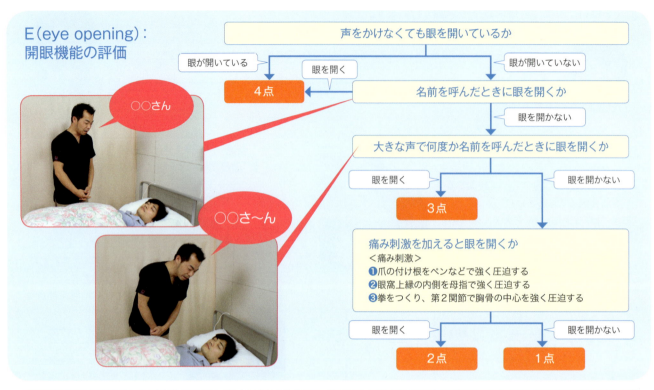

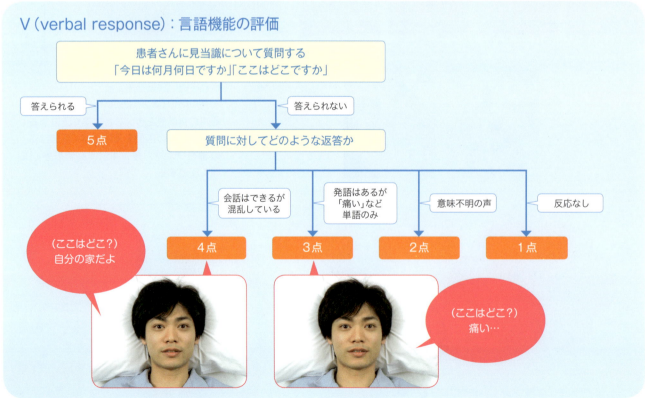

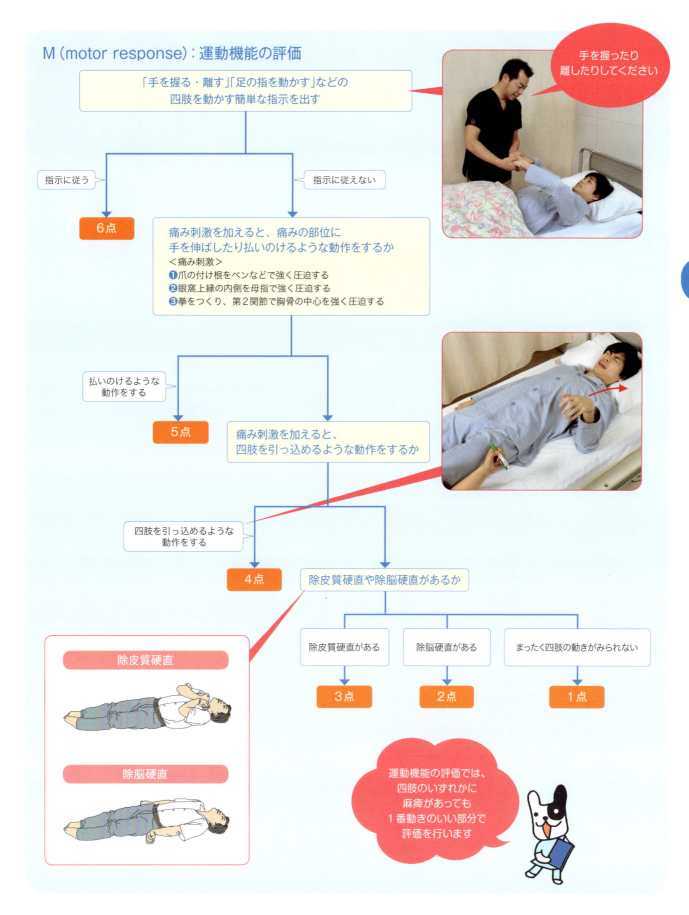

GCSは合計点で意識障害の程度を表現しますが、開眼や言語、運動機能のそれぞれが時間とともにどのように変化しているのかを観察することも重要です。そこで、合計点だけでなく各項目の点数を記録しておくと患者さんの状態の変化がわかりやすくなります。

■GCSでの記録の例

日時	2/8 6:00	2/8 9:00	2/8 14:00	2/8 21:00
E：開眼機能	3	3	4	4
V：言語機能	2	3	3	4
M：運動機能	5	4	4	5
合計点	10	10	11	13

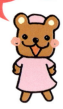

6時と9時で合計点は変化ないが、運動機能は悪化し、言語機能は改善していることが読み取れます

意識状態のアセスメント（評価）

　意識状態は、**今の意識レベルと意識レベルの変化**（よくなっているのか、悪くなっているのか、変化がないのか）に注目します。さらに、**何が原因でこのような状態や変化が起こっているか**の理由を考えることが重要です。意識状態のアセスメントでは、患者さんの**疾患やバイタルサインなどほかの測定結果と総合的に判断して**患者さんの身体のなかで起こっている状態・変化を説明しましょう。

異常時の観察・ケアのポイント

■意識障害があるときの観察・ケアのポイント

観察のポイント

● 意識障害が急激に出現した場合は、**生命の危機に直結する状態**であることを意味します。すぐに呼吸、脈拍、血圧、体温などの**バイタルサインを観察**します。また、意識障害のおもな原因である脳神経系の障害では**瞳孔所見**にも異常をきたすことが多いので、瞳孔の観察を行います（P.108参照）。
● 意識障害では、その変化を観察することが重要です。意識障害が急激に出現した場合には、観察する時間の間隔を短くして**細かな状態の変化を見逃さない**ようにします。

ケアのポイント

　意識障害が急激に出現した場合は、**急激にバイタルサインが変化している可能性が高い**ので、それぞれのバイタルサインの項目を参考に、異常時のケアを行います。

バイタルサイン測定の実際とアセスメント

バイタルサイン測定のポイント

ポイント1 とにかく正確に測定すること！

バイタルサインは生命徴候と訳されます。みなさんが測定するバイタルサインは、患者さんの生命を数字などで置き換えたものです。

患者さんの生命を示す数字が正確でなければ生命に危機が迫っていても見逃してしまいます。簡単に測定できるバイタルサインですが、そこから得られる情報は生命と同じくらい重要なのです。練習を繰り返して正しい測定技術を習得し、正確な測定ができるように努めましょう。

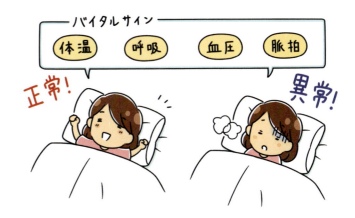

ポイント2 測定の順番は目的によって変わる！

バイタルサイン測定に決まった順番はありません。何を目的にして測定するかによって順番が変わります。

定期的なバイタルサイン測定の場合

測定にかかる時間が短ければその時間をほかの観察やケアに使うことができます。定期的なバイタルサイン測定の場合には、時間をなるべくかけないことを意図してバイタルサイン測定の順番を考えます。体温計を挟んでもらっている間に逆の腕で脈拍や血圧、呼吸を観察・測定すると短時間で測定できます（P.55「効率よく時間を使ったバイタルサイン測定」参照）。

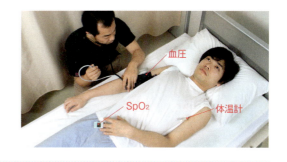

乳児や小児の場合

不安や恐怖で泣いてしまうと呼吸や脈拍、血圧の測定値は大きく変動します。このような場合には、泣いていても値の変動が少ない体温よりも、呼吸や脈拍、血圧を優先して測定する必要があります。

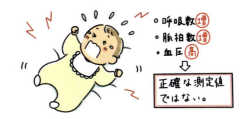

患者さんが急変した場合

患者さんの生命を左右する血圧と意識が維持できているかをすぐに確認するのが何よりも重要です。

このような場合には血圧計を準備する時間ももったいないので、ほかの看護師に大声で血圧計を持ってくるように指示し、すぐに患者さんに声をかけて意識を確認しながら脈拍を測定します（P.21 Column参照）。

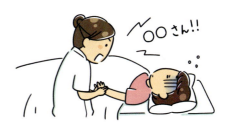

Column

カルテに呼吸数の記録がない場合、呼吸数は測定する？ しない？

「記録がない＝呼吸数を測定していない」ということですが、看護師はいつも**呼吸数以外の呼吸に関する観察**を行って**呼吸に異常がないことを確認**しています。「ほかの看護師が測定していないから自分も測定しない」ではなく、**呼吸困難の有無**や**チアノーゼ**など呼吸数以外の情報収集をして呼吸に異常がないことを判断する必要があります。

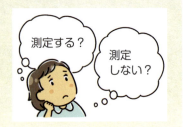

ポイント3　測定結果は適宜、患者さんに伝える！

バイタルサインの測定値は看護師や医師だけの情報ではありません。測定値を患者さんに伝えることで、患者さんが**自分の身体の変化を知ったり健康管理に役立てることができます**。そのためには、数字のみを伝えるのではなく患者さんが理解できるように**その値の意味や変化の理由も付け加える**といいでしょう。

しかし、情報を伝えることがデメリットになる場合もあります。例えば不安を感じやすい患者さんの場合は、治療がうまくいっていないのではないかと**不安がより強くなってしまう**ことも考えられます。患者さんへのメリットとデメリットをよく考えたうえで伝えるかどうかを判断する必要があります。

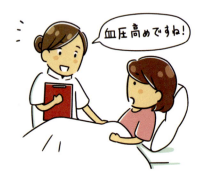

バイタルサイン測定とアセスメントの実際

バイタルサイン測定とアセスメントは同時に行う！

みなさんは、バイタルサインを測定したあとにじっくりとアセスメントしようと思っていませんか？　じつはそれでは遅すぎるんです。バイタルサイン測定という情報収集とアセスメントは**同時に行わなければ「質の高い」情報収集とアセスメントにはならない**からです。

質の高いアセスメントにはバイタルサイン以外の患者さんの身体情報が不可欠です。ここでは、バイタルサイン測定を含めた情報収集とアセスメントを実際の流れに沿って解説していきます。

バイタルサイン測定とアセスメントの準備

1　基準値を覚える

バイタルサインの**基準値と普段の患者さんのバイタルサインの値**を覚えておきましょう。私たちは患者さんの生命を守らなければいけません。測定してすぐに基準値や普段の値と比較して、患者さんの**生命に危険が生じているかどうかを判断しなければいけない**からです。

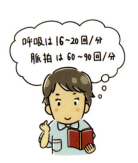

2　疾患に関連する症状や数値の変化を覚える

情報収集とアセスメントを同時に行うためには、**患者さんの疾患で出現する症状やバイタルサインの数値の変化**について事前に頭に入れておく必要があります。本誌を参考にして、事前にしっかり学習しておきましょう。

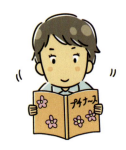

バイタルサイン測定とアセスメントの流れ

1 バイタルサインを測定する

測定値が基準値から大きく外れている場合には患者さんの生命に危険が生じていることが考えられます。すぐに意識レベルと脈拍を確認して、**ほかの医療従事者に応援**を要請しましょう。

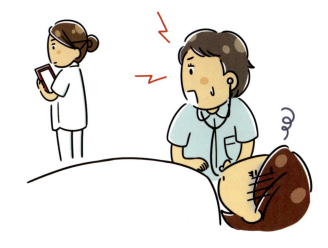

2 患者さんの疾患に関連する観察項目を情報収集する
（「状態・疾患・経過別 必要なフィジカルアセスメントと根拠」参照）

症状について情報収集するときには、7つの視点（P.4参照）で症状を細かく情報収集します。**症状を細かく情報収集**することで、その症状の原因が何であるかを**アセスメントする際の有用な情報**になります。

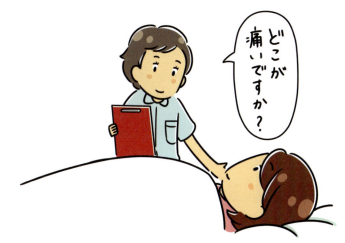

3 患者さんの疾患やバイタルサイン値からアセスメントを行う

ある程度情報がそろったら、患者さんの疾患に関連した**症状やその疾患によって起こるバイタルサインの数値の変化**に注目します。すべての情報はほかの関連する情報と必ずつながりがあります。この段階で**情報どうしを関連させて頭のなかで簡単な関連図をつくる**ように、患者さんの身体のなかで起こっていることを表現してみましょう。

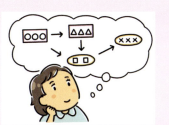

情報どうしがうまくつながる場合には、あなたの測定や情報収集が十分である証拠です

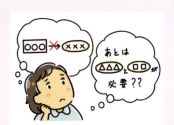

情報どうしがうまくつながらない場合には、あなたの測定や情報収集が不十分であると考えられます。**見落としている情報や数値がないか**を確認して、追加で情報収集しましょう

4 バイタルサインやアセスメントの内容を報告する

　同じ情報でも**看護師が変わればアセスメントは変わる可能性があります**。本来は見ることのできない体のなかの状態を想像しているので、人によってアセスメントが変わるのは当然です。

　しかし、患者さんの生命がかかっているのにアセスメントがバラバラでは困ります。そこで、情報収集してアセスメントした内容をほかの看護師に報告する必要があるのです。報告することで、**自分のアセスメントが正しかったのかどうか、ほかのアセスメントのしかたがあったのかどうかを確認することができ**、より正確なアセスメントをすることができます。不足している情報があれば再度情報収集をしてより質の高いアセスメントになるように情報収集とアセスメントを繰り返します。

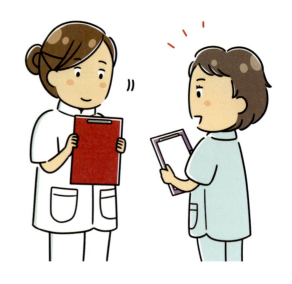

5 バイタルサインやアセスメントを記録する

　情報どうしのつながりが明確になって質の高いアセスメントができたら、記録をします。記録をすることで、あなたが何を観察してどう考えたのかを**ほかの看護師や医師と共有することができます**。質の高い情報収集やアセスメントを共有することができれば、ほかの医療従事者が患者さんのもとに行かなくてもその情報を活用して、**より質の高い医療を提供することに役立てることができます**。

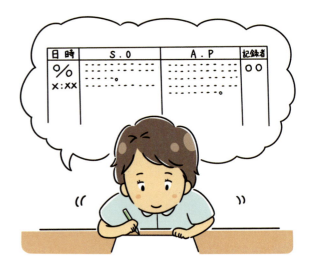

ワンポイントレクチャー

1つの値だけで判断しちゃダメ！

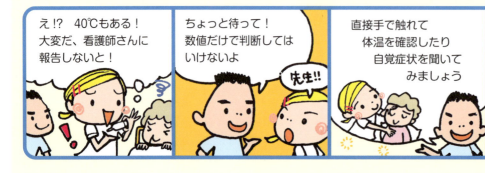

え!? 40℃もある！大変だ、看護師さんに報告しないと！

ちょっと待って！数値だけで判断してはいけないよ

直接手で触れて体温を確認したり自覚症状を聞いてみましょう

このようにさまざまな情報を合わせてはじめて大変（異常）と判断することができます

効率よく時間を使ったバイタルサイン測定

体温を測定しながら血圧などを測定する方法

必要物品
1. アネロイド式血圧計
   - 血圧計は使用前にチェックしておく（P.33参照）
2. 聴診器
3. 電子体温計
4. パルスオキシメーター（SpO₂モニター）
5. 秒針付きの時計（またはストップウォッチ）
6. アルコール手指消毒薬
7. アルコール綿
8. ビニール袋（ゴミ袋）

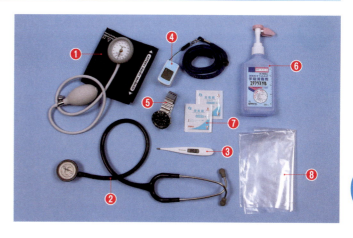

02 バイタルサインをマスターしよう

説明と同意

1. 患者さんにバイタルサイン測定を行う目的や方法を説明し、同意を得る。

必要物品の準備・チェック

1. 必要物品を準備する。使用器具が正常に作動するか確認する。アルコール手指消毒薬で手指消毒を行う。

患者さんの準備

1. 患者さんの状態により血圧測定の部位を選択する（P.32参照）。看護師は**血圧測定をする側のベッドサイド**に移動する。

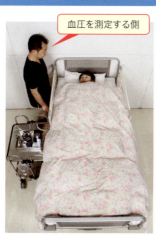

血圧を測定する側

2. 患者さんが測定前に安静にしていたかを確認する。安静にしていなかった場合には、30分ほど安静にしたのちに測定を行う。

なぜ? 運動や入浴、食事などの影響によって測定値が変動してしまうため。

測定

1. まず、**体温測定**を行う。

なぜ? 体温はバイタルサインのなかで測定に一番時間がかかるため。測温開始から完了まで、ほかのバイタルサインを同時に測定してもそれぞれの測定値には影響しないため。

2. 体温測定は**血圧測定する側とは反対の腕**で行う。

なぜ? 測温中に他のバイタルサインを測定することで時間を短縮できるため。

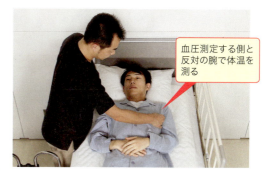

血圧測定する側と反対の腕で体温を測る

3. 患者さんに、体温測定終了の**電子音が鳴っても動かないでほしい**ことを伝える。

なぜ? このあと測定する呼吸数や血圧の**測定値に体動が影響する**のを防ぐため。

55

4 バイタルサイン測定が完了するまでは**話をしないでほしい**ことを伝える。

なぜ? このあと測定する呼吸数に会話が影響するのを防ぐため。

5 体温測定を行う（P.14〜15「電子体温計による腋窩温の測定」❶〜❻を参照）。

6 **体温計を挿入した側の指**にパルスオキシメーターを装着し、SpO₂ を測定する（P.73〜74「SpO₂ 測定のしかた」を参照）。

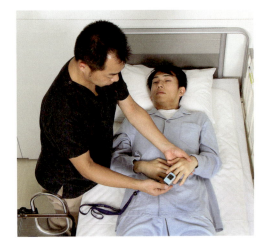

7 **血圧測定する側の橈骨動脈**に触れ、脈拍数と呼吸数を測定する（P.22〜23「橈骨動脈による脈拍測定のしかた」❸〜❹、P.27「呼吸測定のしかた」❶〜❸を参照）。

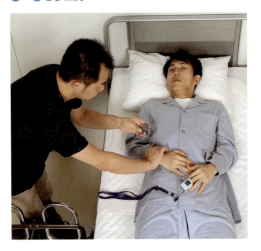

8 脈拍、呼吸の測定値と観察した内容を記録する。

9 血圧測定する側の腕を露出し、血圧を測定する（「血圧測定のしかた」P.34「患者さんの準備」❷〜❸、P.35〜37「触診法による血圧測定」❶〜❾、P.37〜38「聴診法による血圧測定」❶〜❿を参照）。

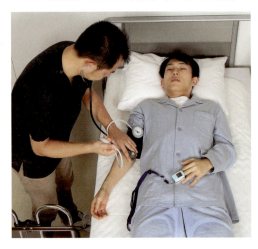

10 血圧の測定値を記録する。

11 体温計の測定終了の電子音が鳴ったことを確認後、体温計をはずす。

12 パルスオキシメーターを患者さんからはずす。

13 体温、SpO₂ の値を記録する。

14 患者さんの体位、寝衣を整え、測定が終了したことを伝える。

15 測定値とアセスメントを患者さんに伝える。

バイタルサインの報告のしかた、記録の書きかた

バイタルサインの報告の基礎知識

いつ報告するの？

　患者さんの**状態が変化した場合**（特に悪化した場合）には**すぐに報告**します。バイタルサインの測定やアセスメントの経験が浅かったり自信がない場合にも、バイタルサイン測定の直後に報告をしましょう。

　患者さんの状態が**落ち着いている場合**には、ある程度時間をおいてその間のできごとを**まとめて報告**する場合もあります。事前にいつ報告をすればいいのかを確認しておいてもいいでしょう。

何を報告するの？

　バイタルサインの測定結果などの事実はもちろんですが、測定結果を**アセスメントした内容**や**関連して観察したこと、実施したこと**も報告します。

　知識や技術が未熟なうちはわからないことがあるのは当然です。わからないことがある場合には黙っていても相手には何も伝わりません。「わからない」ということもきちんと報告して指示を仰ぎましょう。

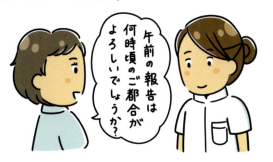
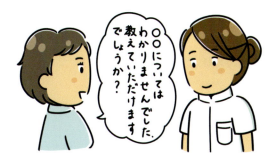

バイタルサインの報告のしかた

1 まず、何を報告したいのかを伝えます。**緊急なのか、通常の報告なのか、相談なのか**をあらかじめ相手に伝えましょう。

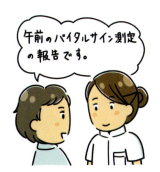

2 報告を行うのは**誰の情報なのか**、患者さんの名前や部屋番号を正確に伝えます。特に患者さんの**名前はフルネーム**で伝えます。

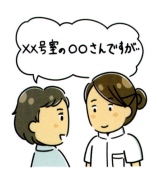

3 最も優先順位の高い情報から伝えます。**異常がある場合には異常な点から**伝えます。

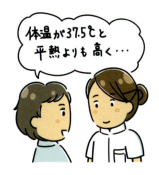

4 手順❸で伝えた情報を**どのようにアセスメントしたのか、どのようにケアにつなげたのか**を伝えます。

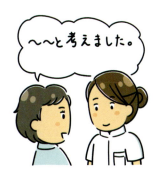

5 すべて伝え終わったら「以上です」、意見を聞きたい場合には「意見をいただきたいのですが」など、きちんと報告を済ませます。

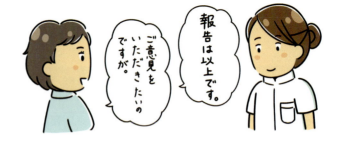

バイタルサインの記録の書きかた

バイタルサインの記録のポイント

測定値や観察項目などの情報だけでなく**アセスメント**も記録します。情報とアセスメントはきちんと**分けて記録する**ことが重要です。

記録で使用する用語は**正確な用語**を使用します。測定値を記録するときには**単位**もきちんと記入しましょう。

自分の書いた内容はきちんと読み直して、誤字脱字がないようにします。

 間違った用語や単語を使って記録するとそれを読んだほかの人に正確な情報が伝わらなくなってしまうため。

■バイタルサインの記録例

よい記録の例

日時	S・O	A・P	記録者
2/22 9:45	S)「さっきまで汗が出ていたんですが、今はだいじょうぶです。熱が下がってずいぶん楽になりました」O) 発熱によって体力の消耗がないかどうかを問うと、上記のような返答。表情穏やか。体温36.6℃。発汗なし。口腔内の乾燥なし。	A) 解熱薬の内服によって解熱。発熱による体力の消耗もみられない。発汗後なので、脱水症状の出現に注意する必要がある。P) 脱水について観察していく。脱水の予防のために水分摂取を促す。	高城

わるい記録の例

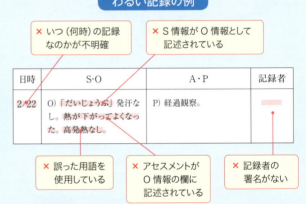

事例でわかるバイタルサインの報告のしかた

■測定値が正常な場合の例

報告のしかた	ポイント
707号室のなかむらみつひろさんのバイタルサインを測定したので、報告します。	●患者間違えを防ぐために患者さんの名前は**フルネーム**で、さらに間違え防止のために**病室番号**も伝える。次に、伝えたい内容が**報告**なのか、**連絡**なのか、**相談**なのかを明確にする。
先ほど午前10時にバイタルサインを測定しました。	●バイタルサインを測定したのは**いつ**なのかを、**午前・午後**もわかるように伝える。

報告のしかた	ポイント
血圧は126の72、脈拍数は64回、体温は35度2分でした。	●数値を報告する順番に決まりはないが、ここでは、生命に直結する循環動態を示す血圧、脈拍を最初に報告した。また、事前の電子カルテからの情報収集で発熱などがなかったため、体温は血圧・脈拍数よりも優先順位が低いと判断し、血圧・脈拍の後に報告した。
事前の電子カルテからの情報収集によると、普段の血圧は上が120台、下が70台で、脈拍数は60台でした。普段の値と比較してほぼ変動がないため、血圧と脈拍数に問題はないと考えます。	●数字のみを報告するのではなく、**アセスメントした内容とその根拠**も報告する。
また、事前の電子カルテからの情報収集によると、普段の体温は36度台ですが、患者さん本人によると家での平熱は35度台であるとのことから、体温も問題ないと考えます。	●アセスメントでは電子カルテに記録されている内容との比較も重要だが、電子カルテだけでなく本人からの情報も収集したうえでアセスメントを行い、報告する。
事前の電子カルテからの情報収集では、今まで呼吸数は測定しておらず、また、呼吸に影響する症状のある疾患ではないので、呼吸数とSpO₂は測定しませんでした。	●測定しなかった項目については、**なぜ測定しなかったのか**の理由を述べる。
しかし、呼吸は落ち着いており、呼吸困難などの自覚症状はなく、チアノーゼや手指の冷感もなかったので、呼吸状態に問題はないと考えます。	●バイタルサインは生命徴候を判断する重要な材料となるため「測定しませんでした」で終わらせてはいけない。呼吸数やSpO₂を測定しないかわりに呼吸状態について収集した情報とアセスメントの内容も報告する。
報告は以上です。	●報告が**終わりであること**をきちんと伝える。

■測定値が異常な場合の例

報告のしかた	ポイント
707号室のなかむらみつひろさんのバイタルサインを測定しましたので、報告します。	●患者間違えを防ぐために患者さんの名前は**フルネーム**で、さらに間違え防止のために**病室番号**も伝える。次に、伝えたい内容が**報告**なのか、**連絡**なのか、**相談**なのかを明確にする。
先ほど15時にバイタルサインを測定しました。	●バイタルサインを測定したのは**いつ**なのかを伝える。
体温が38度6分でした。	●明らかに**基準から逸脱している項目**は報告の優先順位が高いため、まずは体温を報告した。
顔色が青白く、本人は寒いと言って布団を首までかぶって臥床しながら体を震わせており、悪寒戦慄がありました。	●異常な数値があった場合には、**関連する項目**も観察し、報告する。
本日午前10時に測定した体温は35度2分だったので、急激な体温上昇が起こっています。	●普段の数値や一番新しい数値と比較し、異常な数値が**どのように変化しているのか**を伝え、緊急度が高いことを伝える。

報告のしかた	ポイント
血圧は130の76、脈拍は92回、呼吸数は20回でした。	● 異常な数値があった場合、ほかの値にも影響していることが多いため、測定したすべての数値を報告する。
血圧は午前10時の測定値と変化ないので問題ないと考えますが、脈拍数は午前10時に64回でしたので数値が増加しています。 体温が上昇しているため、脈拍数の増加は体温上昇によるものと考えます。	● 血圧と脈拍についてもアセスメントする。
呼吸数は20回でしたが、電子カルテに呼吸数が記録されておらず過去の情報と比較はできませんでした。しかし、呼吸困難などの自覚症状はなく、呼吸は落ち着いており、チアノーゼや手指の冷感もなかったので、呼吸状態に問題はないと考えます。呼吸数はやや多いですが体温上昇によるものと考えられます。	● 呼吸数についてもアセスメントする。
本人が寒いと言っており悪寒戦慄があることから、体温上昇はまだ続くと考えられます。	● すべてのバイタルサインとアセスメントを伝えたあと、今後、患者さんに起こると考えられるリスクをアセスメントする。
悪寒による苦痛を最小限にするため温罨法を実施します。	● リスクがある場合、どのように援助するのかを考え、ケアの内容を伝える。
また、体温はまだ変化すると考えられるため、体温の変化を観察するために、1時間おきに体温測定を実施します。	● 異常な値があった場合は、その変化を継続して観察することが必要である。そのため、いつ、どのように観察を続けるのかを伝える。
報告は以上です。	● 報告が終わりであることをきちんと伝える。

略語一覧

* 【COPD】chronic obstructive pulmonary disease：慢性閉塞性肺疾患
* 【SpO₂】saturation of percutaneous oxygen：経皮的動脈血酸素飽和度

参考文献

1. 医療情報科学研究所 編：フィジカルアセスメントがみえる．メディックメディア，東京，2015：22-23，40-47，216-221．
2. 日本高血圧学会高血圧治療ガイドライン作成委員会 編：高血圧治療ガイドライン2014．ライフサイエンス出版，東京，2014．
3. 和田攻 他 編：看護大辞典 第2版．医学書院，東京，2010：228，134，653，662，815，956，1081，1310，1317，1794，1861，1966，2497，2824．
4. 徳田安春：≪JJNスペシャル≫アセスメント力を高める！ バイタルサイン．医学書院，東京，2011：54-56．
5. 藤野彰子 他 編著：新訂版 看護技術ベーシックス．サイオ出版，東京，2015：64-66．
6. 香春知永 他 編：基礎看護技術 看護過程のなかで技術を理解する．南江堂，東京，2009：107-113，277，296-303．
7. 坂本すが 他 監，木下佳子 編，NTT東日本関東病院看護部 著：完全版 ビジュアル臨床看護技術ガイド．照林社，東京，2015：30-35．
8. 茂野香おる 著者代表：系統看護学講座 専門分野Ⅰ 基礎看護学[2]基礎看護技術Ⅰ．医学書院，東京，2015：92-104．
9. 日野原重明 編：フィジカルアセスメント[聴診音CD-ROM付] ナースに必要な診断の知識と技術（第4版）．医学書院，東京，2006：27-30，137-145．
10. 医療情報科学研究所 編：病気がみえる vol.4 呼吸器 第2版．メディックメディア，東京，2013：210，313．
11. 中村充浩，北島泰子：写真でわかる！ 臨床実習で出合う教科書には載っていない看護技術第13回 アネロイド式血圧計による上肢での血圧測定法．プチナース 2015；24（4）：14-19．
12. 横山美樹：はじめてのフィジカルアセスメント．メヂカルフレンド社，東京，2009：24-29．
13. 阿部幸恵 編著：症状別 病態生理とフィジカルアセスメント．照林社，東京，2015：141-152．
14. 太田富雄：意識障害の新しい分類法試案 数量的表現（Ⅲ群3段階方式）の可能性について．脳神経外科 1974；2（9）：623-627．
15. 有岡宏子 監，渡邊千登世 他 編：観察・アセスメントのためのスケールのつけ方・使い方．エキスパートナース2015年8月臨時増刊号；31（10）：16-29．
16. 大塚淳子：流れでわかる！ 脳神経フィジカルアセスメントの進め方．エキスパートナース 2014；30（2）：62-69．
17. 松尾貴公，木村哲也：ベッドサイドでナースができる！ 脳・神経の異常 "とっさの" 見かたと対応 Part3 特に注意したい症状 意識障害 医師が来るまでにできること．エキスパートナース 2015；31（3）：28-30．
18. 太田勝正 編：看護師国家試験対策 KEYメモ BOOK．医歯薬出版，東京，2009：65．

フィジカルアセスメントをマスターしよう

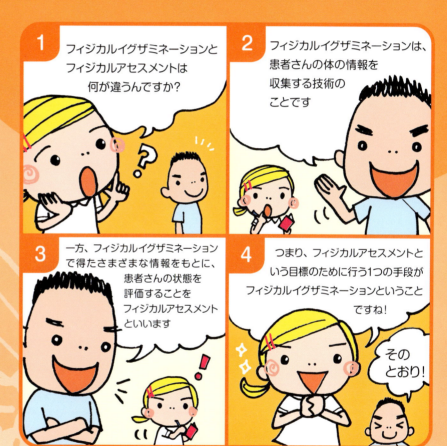

フィジカルイグザミネーションにはさまざまな方法がありますが、ここでは呼吸器系、循環器系、消化器系、筋・骨格系、神経系を観察するための代表的なもののみを取り上げました。

CONTENTS

- フィジカルアセスメントの目的とポイント ———— P.62
- 呼吸器系のフィジカルアセスメント ———— P.64
- 循環器系のフィジカルアセスメント ———— P.75
- 消化器系のフィジカルアセスメント ———— P.83
- 筋・骨格系のフィジカルアセスメント ———— P.91
- 神経系のフィジカルアセスメント ———— P.102
- フィジカルアセスメントの報告のしかた、記録の書きかた P.110

フィジカルアセスメントの目的とポイント

フィジカルアセスメントの目的って何だろう

看護師が行うフィジカルアセスメントの目的は、**患者さんの身体内で起こっていることをフィジカルイグザミネーションで得た情報を使って理論的に説明すること**、そして、**その説明を患者さんへのケアに生かすこと**です。つまり、ケアのために患者さんの身体内で起こっていることを詳細に把握する必要があるのです。フィジカルアセスメントでは患者さんのケアに生かすという視点を常に忘れないようにしましょう。

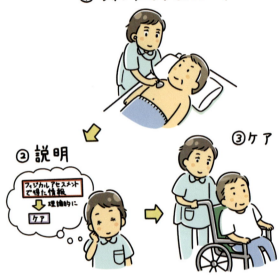

フィジカルアセスメントを行うときのポイント

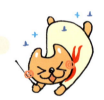

1

患者さんと会う前から
フィジカルアセスメントは始まっている！

フィジカルアセスメントは**患者さんに会う前から始まっています**。まずはカルテから情報収集をしますが、記録用紙などに情報を写しているだけではダメです。得られた情報から**患者さんの見た目や症状が想像できるようなる**ことが大切です。このような準備をすることで、患者さんを目の前にしたときに患者さんの状態が想像していた正常範囲内なのかどうかを判断することができます。

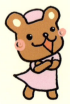

2

教科書の情報も大切

教科書や参考書に載っている疾患の情報も大切ですが、疾患の概要や症状を暗記しているだけではいけません。時間という概念を意識してこの疾患の**この時期には身体のなかでどんな変化や症状が出現する**のかを学習します。このような学習をすることで、その時期に患者さんに起こる症状などが正常なのか異常なのかを判断することができます。

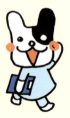

③ しっかりした事前準備で患者さんの観察ポイントが明確になる！

患者さんの見た目や症状が想像できるようにカルテから情報を収集し、**その疾患をもつ人に今起こっている身体内の変化や症状**を教科書などで学習することで、その見た目や症状、変化を観察するためのポイントと必要なフィジカルイグザミネーションが明確になります。

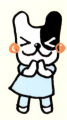

④ 実際に患者さんの目の前で行うこと

事前に明確になった観察ポイントに沿って観察をすすめます。ただ観察をするだけでなく、患者さんの**身体内の状況をほかの人に説明して納得させられるような情報**を収集しましょう。つまり、1つの情報を収集したら関連する情報もいもづる式に収集していきます。この観察は患者さんの身体内が想像したとおりの状態になっているのかを確認する作業でもあります。正常であっても異常であっても、その理由づけに必要な材料をどんどん集めましょう。

ただし、患者さんの**生命に危険が生じていたり苦痛を感じている部分は無条件に観察の優先順位を高くして**、すぐにケアにつながる情報収集を行います。

⑤ 患者さんの状況は常に変化していることを忘れずに

いくら事前に完璧な準備をしていても、患者さんの状況は刻々と変化しています。そのため、どんなにベテラン看護師でもすべて想像したとおりにフィジカルアセスメントがすすむことはまずありません。**変化する患者さんの状況に合わせて柔軟に観察項目を変化させて**観察をすすめましょう。

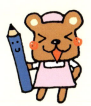

⑥ 完璧なフィジカルアセスメントができる人はいない！

ほかの看護師と**フィジカルアセスメントの結果が異なることはよくあること**です。「フィジカルアセスメントの正解」は患者さんの身体のなかを直接のぞかないとわからないので、身体の外から得られる限られた情報で結果が異なるのは当然なのです。ですから、たくさんの人とフィジカルアセスメントの結果を共有し議論して、アセスメントの正確性を向上させることが重要です。

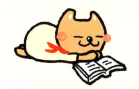

呼吸器系のフィジカルアセスメント[1]

呼吸器系とは[4]

呼吸器系とは、**空気を吸ったり吐いたりしてガス交換するための器官の総称**です。上気道(鼻腔、咽頭、喉頭)と下気道(気管、気管支)と肺で構成されます。

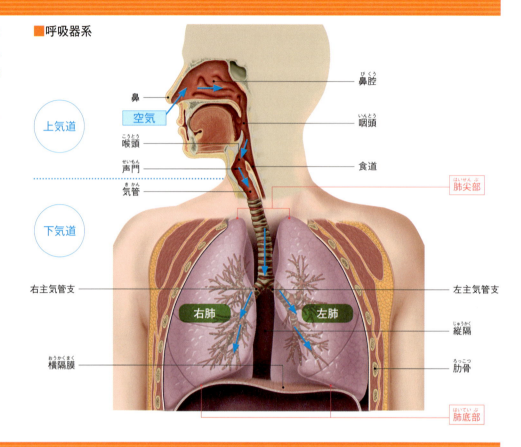

■呼吸器系

上気道：鼻、鼻腔、咽頭、喉頭、声門
下気道：気管、右主気管支、左主気管支、右肺、左肺、横隔膜、縦隔、肋骨、食道、肺尖部、肺底部

肺と呼吸のしくみ

私たちの体を構成する1つひとつの細胞が生きるためには、**栄養**と**酸素**が必要です。細胞が必要とする**酸素を運ぶための通り道**が**血管**で、運搬するのは血液中の**赤血球に含まれるヘモグロビン**です。細胞から排出された二酸化炭素も赤血球に含まれるヘモグロビンによって運ばれます。

■呼吸のしくみ

1 横隔膜が下がって肺が大きく広がると、口や鼻から空気が入ります(吸気)。空気は咽頭と喉頭を通って気管に入り、ちょうど胸骨角(ルイ角)の裏側に位置する気管分岐部で左右の気管支に分かれます。気管支に入った空気はさらに細かく枝分かれして、肺の一番奥に位置する肺胞という小さな空洞にたどり着きます。

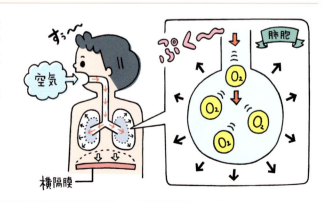

64

2　肺胞の周りには細かい血管が張り巡らされていて、肺胞にたどり着いた空気中の酸素は赤血球のヘモグロビンにくっつきます。

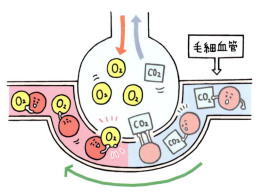

3　酸素をたくさん含んだ血液は血管を通って全身の細胞まで酸素を運びます。

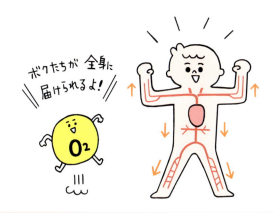

4　各細胞までたどり着くと、ヘモグロビンが細胞に酸素を渡し、細胞から排出された二酸化炭素を受け取ります。

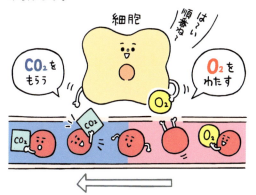

5　二酸化炭素を受け取ったヘモグロビンは、血管を通って肺に戻ってきます。

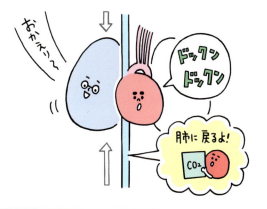

6　肺胞まで戻ってきたヘモグロビンは、二酸化炭素を手放して肺胞のほうに拡散させます。

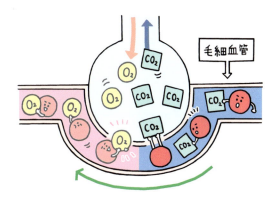

7　ヘモグロビンから手放された二酸化炭素は口や鼻から排出されます（呼気）。

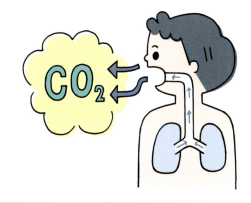

　このとき、肺で行われる酸素と二酸化炭素の交換を**外呼吸**、細胞で行われる酸素と二酸化炭素の交換を**内呼吸**といい、呼吸は**ガス交換**とよばれることもあります。[5]

胸郭・肺の解剖

　右肺は上葉、中葉、下葉の3つ、左肺は上葉と下葉の2つに分かれています。肺は他の胸部内臓とともに肋骨で覆われています。

　肺は体表から直接見ることができないので、肺のどの部分を聴診しているのかを正確に表現するのは困難です。そこで「右の第4肋間から副雑音が聴取された」というふうに、肋骨の位置で聴診部位を表現します。

■肺の解剖

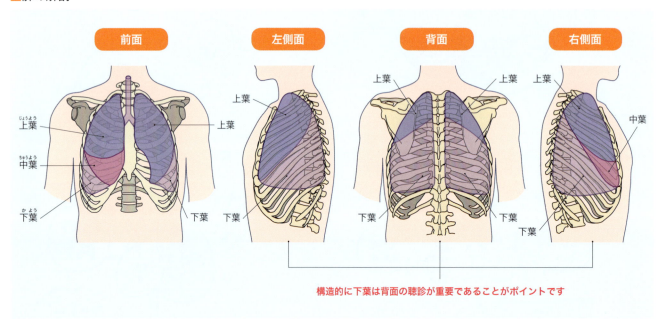

構造的に下葉は背面の聴診が重要であることがポイントです

■肋間と肋骨

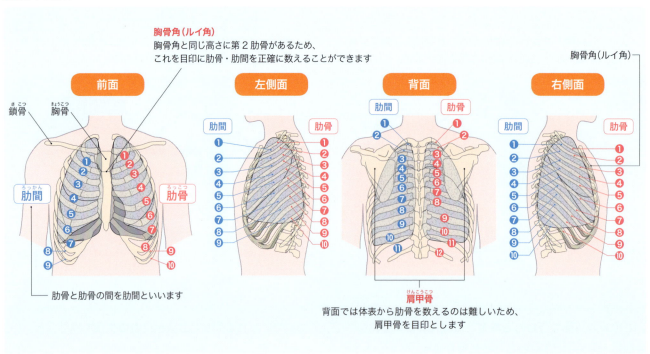

呼吸器系の観察ポイント

呼吸器系は、おもに**下表**のポイントでフィジカルアセスメントを進めます。

■呼吸器系の観察ポイントとフィジカルアセスメント

呼吸器系の観察ポイント	実施するフィジカルアセスメント
息を吸ったり（吸気）吐いたり（呼気）する動作に異常はないか	視診・バイタルサイン ●呼吸のリズム　●呼吸数　●呼吸の深さ　●吸気と呼気の長さの比率 ●異常な呼吸の有無　●呼吸困難の有無
空気の通り道である気道や肺に異常はないか（狭くなったり異物がないか）	聴診 ●呼吸音の聴診（胸部・背部）
酸素が体の隅々まで行き届いているか	視診 ●チアノーゼの有無、ばち状指の有無　●SpO_2測定

呼吸の視診

患者さんを目の前にした瞬間から呼吸の視診を行うことができます。患者さんへ問診などをしながら、呼吸の視診のポイントに沿ってフィジカルアセスメントを行います。

■呼吸の視診のポイント

観察ポイント	正常	異常
呼吸のリズム	規則的	不規則
呼吸数	16～20回/分	12回/分以下、または、24回/分以上
呼吸の深さ	右記以外	浅い呼吸、または、深い呼吸
チアノーゼ	チアノーゼなし	チアノーゼあり
胸鎖乳突筋の動き（呼吸補助筋）	呼吸と同調して筋肉の収縮や弛緩がみられない	呼吸と同調して筋肉の収縮や弛緩がみられる
ばち状指	ばち状指なし	ばち状指あり
呼気と吸気の長さ	吸気時間：呼気時間＝1：2	左記以外
異常な呼吸（**P.26** 参照）	異常な呼吸なし	異常な呼吸あり

呼吸音の聴診

呼吸音の聴診のしかた

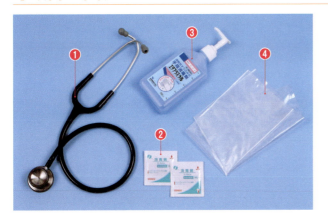

必要物品
❶聴診器
❷アルコール綿
❸アルコール手指消毒薬
❹ビニール袋（ゴミ袋）

前胸部の聴診

1 患者さんに呼吸音の聴診を行う目的や方法などを説明し、同意を得る。アルコール手指消毒薬で手指消毒を行う。

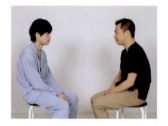

2 患者さんの上半身を露出する。

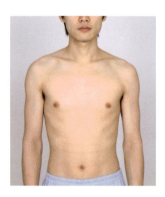

ポイント!
衣服の上から聴診器を当てると正確な呼吸音が聴取できないため、**しっかりと露出して**聴診を行います。衣服をめくりあげて聴診を行う際には、衣服とチューブが擦れて雑音が生じないように注意します

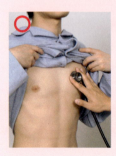
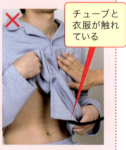

チューブと衣服が触れている

3 患者さんに**口で深呼吸**を繰り返してもらうように伝える。

なぜ? 鼻呼吸だと空気が鼻腔を通る音が口呼吸よりも大きく聴こえてしまい、呼吸音聴取のじゃまになりやすいため。

4 **喉頭隆起**の左右を聴診し、頸部の気管の呼吸音を聴取する。

なぜ? 呼吸音の聴取では、肺だけでなく空気の通り道である気管の音を聴取する必要があるため。

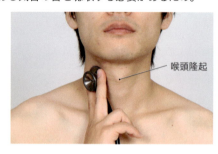

喉頭隆起

ポイント!
❶異常な呼吸音である副雑音は、吸気のみで聴こえる副雑音や呼気のみで聴こえる副雑音があります。そのため、呼吸音の聴診では**吸気と呼気の両方**を聴きましょう

❷聴診では**左右対称**に呼吸音を聴取します。正常であれば左右**同じ音が聴こえる**ので、左右対称に聴取することで異常を発見しやすくなります

❸聴診器のチェストピースは骨と重ならない位置に置くと、より正確な呼吸音を聴取することができます。チェストピースは骨の真上に位置しないようにしましょう

5 鎖骨の上部のくぼみを左右聴診し、肺尖部の呼吸音を聴取する。

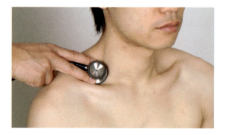

6 喉頭隆起から下にたどり、くぼみ(**胸骨切痕**)を探す。

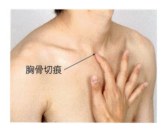

胸骨切痕

68

7　胸骨切痕の**約2横指下**にある隆起（**胸骨角**または**ルイ角**）を探す。

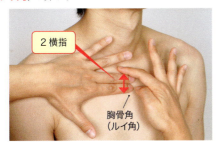

8　胸骨角（ルイ角）を患者さんの左側にたどって、左の第2肋骨を特定する。

指を上下に動かすと肋骨の位置を特定しやすい

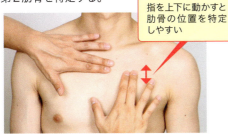

9　第2肋骨の下のくぼみの**第2肋間**を聴診する。

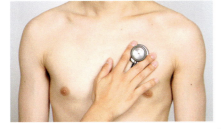

10　手順❾の聴診の間に第2肋間のくぼみに沿って患者さんの右側に指を動かし、右の第2肋間を特定する。

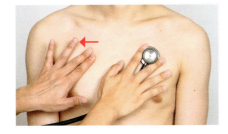

11　右の第2肋間を聴診する。

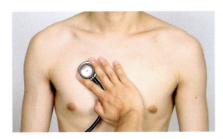

12　手順⓫の聴診の間に1つ下のくぼみを探し、第3肋間を特定する。

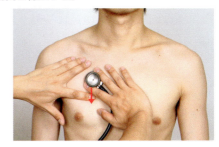

13　❾〜⓬のように位置をずらしながら**下図**の順番に聴診を行う。

■呼吸音の聴取部位：前面

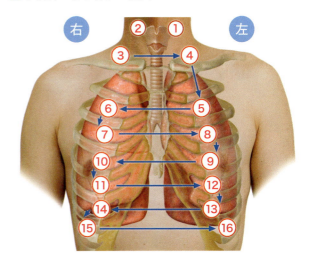

背部の聴診

ポイント！　肺の両下葉の呼吸音は、前胸部よりも**背面から聴診するほうがより正確に聴取**することができます。そのため、前胸部からだけではなく背面からも聴診を行います

1　患者さんの両肩を**背部にそらすように**して、肩甲骨の位置を特定する。

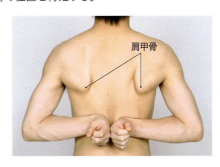

03 フィジカルアセスメントをマスターしよう／呼吸器系

69

2 右図を参考に、肩甲骨を避けながら順番に聴診を行う。

なぜ？ 骨のない位置で聴取したほうがより正確な呼吸音を聴取できるため。また、背部の聴診では前胸部のように肋骨の位置を特定するのが困難なので、背部で目印になる肩甲骨を参考に聴診部位の特定を行う。

3 患者さんの衣服を整え、聴診が終了したことを伝える。チェストピースをアルコール綿で消毒する。

4 結果を記録する。

■ 呼吸音の聴取部位：背面

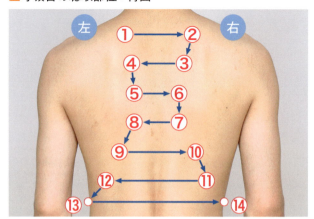

ワンポイントレクチャー

臥床患者さんの呼吸音の聴取方法は？

痰や誤嚥した飲食物が肺まで移動してきた場合、気管支の角度や重力の影響で**肺の下葉に貯留しやすい**という特徴があります。

また、**長期に臥床している患者さん**では下葉が上葉に押しつぶされるような状態となり、下葉は座位や立位をとっているときに比べて**十分に空気が入らない**ことで、肺炎などを生じやすい環境となっています。

これら2つの理由から**下葉には異常が生じやすい**ため、下葉の聴診はとても重要です。下葉の呼吸音は胸部（前面）からよりも**背部から聴診**したほうがより正確に聴診することができます。

仰臥位の患者さんであってもしっかりと**背面からの聴診**を行い、下葉に生じやすい異常を見逃さないようにしましょう。

■ 下葉の聴診が大切

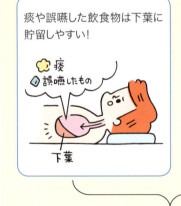

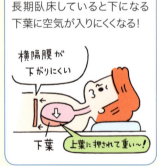

下葉には異常が生じやすいため、下葉の聴診は重要！

■ 側臥位での聴取方法

側臥位の呼吸音聴診では、座位の聴診と同様に、患者さんの頭部側から腰部側に左右対称に聴診します。

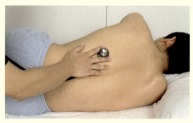

■ 仰臥位での聴取方法

仰臥位では、患者さんの背部に看護師の手を入れて触診し肩甲骨の位置を特定します。聴診する際には患者さんの背部にチェストピースが当たって痛みが生じるおそれがあります。マットレスを押し下げて患者さんの背部とマットレスの間に隙間をつくって苦痛を最小限にしながら聴診部位にチェストピースを当てます。

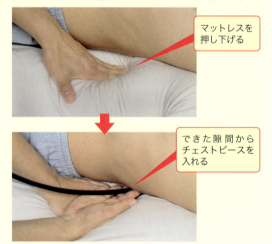

呼吸音のアセスメント

正しい位置で正しい音が聴取できたかを判断します。聴こえるべき音がその位置で聴こえなかった場合には、部位と音の種類を記録しましょう。さらに、**異常呼吸音**（副雑音（ふくざつおん））はどの部位で聴取されても異常ですので、聴取された部位と副雑音の種類を記録します。

■ 呼吸音と聴取部位

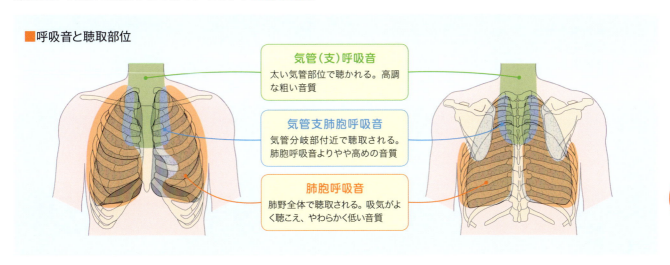

気管（支）呼吸音
太い気管部位で聴かれる。高調な粗い音質

気管支肺胞呼吸音
気管分岐部付近で聴取される。肺胞呼吸音よりやや高めの音質

肺胞呼吸音
肺野全体で聴取される。吸気がよく聴こえ、やわらかく低い音質

■ 呼吸音の特徴

	音の特徴	音の大小（ボリューム）	音の高低（ピッチ）	聴こえかたのイメージ
気管呼吸音・気管支呼吸音	粗く大きく、高い音	大きい	高い	無音／呼気音が大きい／吸気／呼気
気管支肺胞呼吸音	気管呼吸音・気管支呼吸音と肺胞呼吸音の中間の性質の音	中間	中間	音が続く／呼気音が大きい／吸気／呼気
肺胞呼吸音	やわらかくて小さく、低い音	小さい	低い	音が続く／無音／だんだん小さくなる／吸気／呼気

■ 副雑音の分類と発生機序[6]

	音の連続性	聴こえかた	副雑音の分類	発生機序
副雑音	音が飛び飛びに途切れる（断続的）	髪をねじったときのような音 ●「プツプツプツ」 ●「パチパチパチ」 ●「チリチリチリ」	細かい断続性副雑音（捻髪音）	閉塞した肺胞や細い気管支が吸気時に急激に再開通するときの音
		お湯が沸騰しているような音 ●「ボコボコボコ」 ●「ブツブツブツ」	粗い断続性副雑音（水泡音）	気道内分泌物の振動音 貯留した分泌物が呼吸運動ではじけた音
	音が一定時間続く（連続的）	笛のような音 ●「ピーピー」	高調性連続性副雑音（笛音・笛声音）	細い気管支が狭窄して生じる音
		いびきのような音 ●「グーグー」 ●「ブーブー」	低調性連続性副雑音（類鼾音・いびき音）	気管や太めの気管支が狭窄して生じる音
	その他	●「ギューッ、ギューッ」 ●「バリッ、バリッ」	胸膜摩擦音	炎症を起こした胸膜がこすれて生じる音

SpO₂（経皮的動脈血酸素飽和度）

SpO₂とは

　正確な動脈血内の酸素量を知るためには動脈に針を刺して動脈血を採血し、動脈血酸素分圧（PaO₂）を測定する必要がありますが、動脈血採血は医師しかできず侵襲性や危険性が高いのが難点です。そこで、非侵襲的に動脈血中の酸素量を測定できるパルスオキシメーターを使用してSpO₂を測定します。SpO₂はパルスオキシメーターで測定した**動脈血内の酸素量**を示します。単位は**%**です。ただし、次の場合には正確に測定できないことがあるため注意が必要です（**下表**）。

■ パルスオキシメーターの測定値が不正確になる要因

血圧が低い場合・不整脈がある場合 パルスオキシメーター装着部位が体動によって動く場合	パルスオキシメーターは、装着部位の脈拍（脈波）を正しく検知できないと正確なSpO₂測定ができません。機器が脈拍（脈波）を正確に検知できない血圧低下や不整脈、体動がある場合、SpO₂は不正確になったり測定できません。
装着部位にマニキュアや汚れが付着している場合	パルスオキシメーターでは装着部位に光を当てることでSpO₂を測定します。測定部位の光を遮るようなマニキュアや汚れがある場合、SpO₂は不正確になったり測定できません。
一酸化炭素中毒の場合	パルスオキシメーターは酸素と結合したヘモグロビンと一酸化炭素と結合したヘモグロビンを判別できないため、**一酸化炭素中毒**の患者さんでは正確な測定ができません。

SpO₂測定のしかた

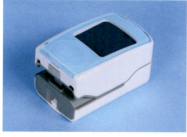

X-Cardio Japan(株)社製オキシメイト S-101

必要物品
1. パルスオキシメーター（SpO₂モニター）
2. アルコール綿
3. ビニール袋（ゴミ袋）

> パルスオキシメーターは脈拍数も測定できますが、脈拍の強さやリズム不整は測定できません。脈拍を観察する際には必ず看護師の指を使いましょう

1 患者さんにSpO₂測定を行う目的や方法などを説明し、同意を得る。

2 必要物品を準備する。パルスオキシメーターが正常に作動するか確認する。アルコール手指消毒薬で手指消毒を行う。

3 パルスオキシメーターを装着する指を観察し、**汚れやマニキュアがないことを確認**する。

なぜ？ 汚れやマニキュアをしていると正確に測定できないため（**P.72下表**参照）。

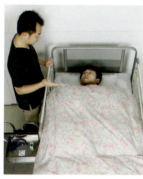

4 表示部が上になるようにして、指を機器の奥までしっかり差し込む。

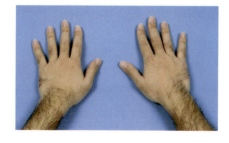

5 指を入れると自動的に電源が入る。

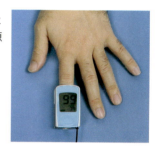

6 測定中は、**指や体が動かないようにする。**

なぜ？ 体動や測定部位が動いてしまうと正確に測定できないため（**P.72下表**参照）。

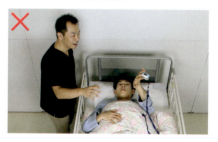

7 SpO₂の測定値が表示されたら脈拍測定を行い、**脈波の検知音や脈波の表示と実際の脈拍が一致しているか**を確認する。

なぜ？ 患者さんの脈波とパルスオキシメーターの検知している脈拍が完全に一致していないと正確な測定値が得られないので、一致していることを確認するために脈拍測定を行う。

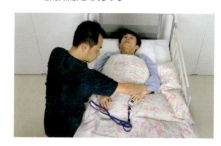

8 測定値を記録する。
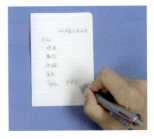

9 パルスオキシメーターを外す。

10 パルスオキシメーターの指があたる部位をアルコール綿で消毒する。
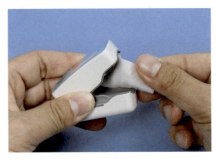

SpO₂ のアセスメント

呼吸不全の治療が必要とされる**動脈血酸素分圧60Torr**のとき、**SpO₂は90%**を示すので、SpO₂が90%を下回る場合には酸素吸入などの早急なケアが必要です。

■酸素解離曲線

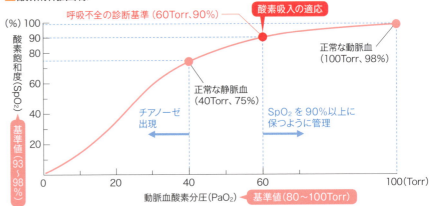

呼吸の異常時の観察・ケアのポイント

呼吸は患者さんの生命維持に重要な営みです。呼吸に異常がある場合には、その異常が**生命維持に影響しているかどうか**をすぐに観察・アセスメントする必要があります。早急に**意識レベル**の確認や**バイタルサイン**の測定を行います。

また、呼吸の異常は患者さんの**苦痛症状**に直結します。患者さんが呼吸困難を感じているときには、**起座呼吸**（P.29参照）や**口すぼめ呼吸**（P.29参照）をすすめたり、呼吸困難のきっかけになるような動作がある場合には**酸素消費量の少ない動作**を提案するなどのケアを行います。

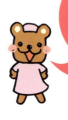

患者さんに呼吸困難が生じているとき、患者さんは「死の恐怖を感じる」と表現することもあります。呼吸困難がある場合、すぐに呼吸困難による苦痛を最小にするケアを提供します

循環器系のフィジカルアセスメント[1]

循環器系とは

循環器系とは、全身の細胞に血液を運ぶ**血管**と血液を送り出すポンプである**心臓**、さらに、リンパ液やリンパ管などの**リンパ系**の総称です。心臓と血管、リンパ管で構成されています。

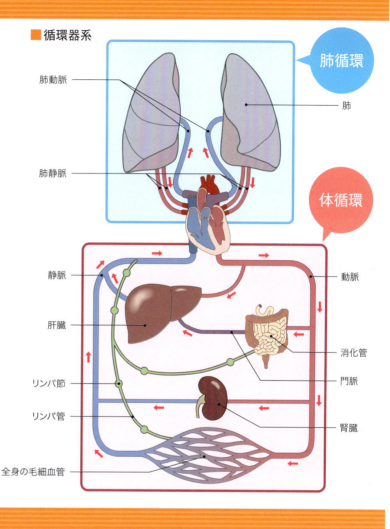
■ 循環器系

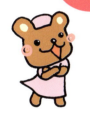
ここでは、リンパ系を除いた循環器系についてふれていきます

心臓と周囲の解剖

心臓は、右心室、右心房、左心室、左心房の4つの部屋に分かれており、心房には肺や全身から血液が流れ込んできて、心室から肺や全身に血液を送り出します。

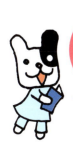
循環器系のフィジカルアセスメントでは、頸静脈の視診（中心静脈圧の推定）と浮腫の観察、心音の聴診を取り上げます

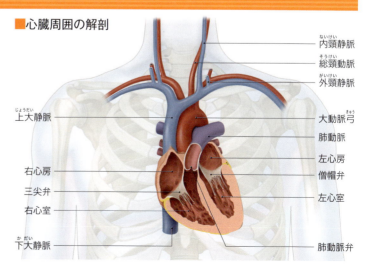
■ 心臓周囲の解剖

循環器系のしくみ

　私たちの体を構成する1つひとつの細胞が生きるために必要な**栄養と酸素を運ぶ血液**を、**全身にくまなく循環させる**のが循環器系の役割です。

■ 循環器系のしくみとフィジカルアセスメント

血液の通り道である血管は、心臓から始まって全身を巡って心臓に戻ってくる1本の長いパイプのような構造をしています。血管という長いパイプで血液が心臓から全身隅々まで流れることで、酸素や栄養をすべての細胞に届けます。そして血液は、細胞から排出される老廃物や二酸化炭素を回収して再び心臓まで戻ってきます。

心臓は血管という長いパイプの中で血液がとどまってしまうことがないように、規則的に心臓を収縮させて勢いよく血液を押し出します。血液に十分な圧力と勢いがあるかどうかの指標になるのが、バイタルサインの**血圧**と**脈拍**です。

臨床で遭遇しやすい心不全では、おもに全身から心臓に戻ってくるパイプである静脈の圧が上昇します。静脈圧を測定するには侵襲的な処置が必要です。そこで、非侵襲的に静脈圧の情報を得る方法が、**頸静脈の視診や中心静脈圧の推定**です。また、心不全によって血液の流れが滞ると浮腫が出現するため、**浮腫の観察**も重要となります。

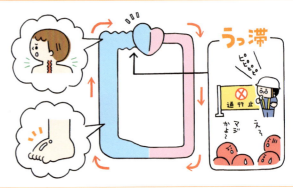

心臓は4つの部屋に区切られており、それぞれの部屋の間は弁でつながっています。各部屋を隔てている区切りや弁に異常があると、十分な量の血液を全身に血液を送り出すことができなくなってしまいます。この心臓の区切りや弁などの構造や動きに異常がないかどうかを判断するのが、**心音の聴診**です。

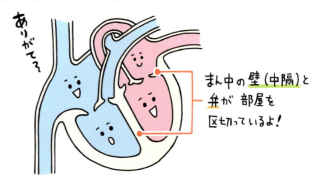

循環器系の観察ポイント

循環器系はバイタルサインの血圧と脈拍とともに、おもに下記のポイントでフィジカルアセスメントを進めます。

■ 循環器系の観察ポイントとフィジカルアセスメント

循環器系の観察ポイント	実施するフィジカルアセスメント
心臓が全身に送り出す血液の圧は正常か	バイタルサイン（血圧、意識）
心臓が血液を全身に送り出すリズムは正常か	バイタルサイン（脈拍）
全身から心臓に戻ってきた血液がスムーズに肺に送り出されているか（右心系に異常はないか）	視診 ●頸静脈の視診（中心静脈圧の推定）
全身から心臓に戻ってくる血液の圧に異常はないか	触診 ●浮腫の有無
心臓の弁の動きに異常はないか	聴診 ●異常心音の有無

視診

頸静脈の視診（中心静脈圧の推定）のしかた

頸静脈の怒張や拍動の有無を確認することで、通常侵襲的な手技が必要な**中心静脈圧の観察(測定)を非侵襲的に行うことができます**。中心静脈とは上大静脈と下大静脈のことで、中心静脈圧は右房にかかる圧力と等しくなります。

必要物品
❶定規2本
❷ペンライト
❸アルコール手指消毒薬

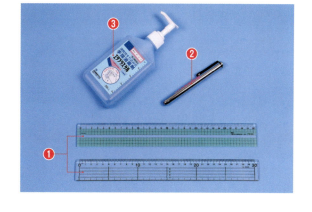

1 患者さんに頸静脈の観察を行う目的や方法などを説明し、同意を得る。

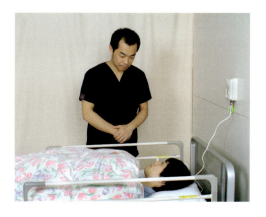

2 ベッドを45度ギャッジアップする。

なぜ？ 怒張や拍動する位置は体位によって変化するため、ベッドが低すぎても高すぎても観察に適さない。怒張と拍動の観察に適した角度が45度のギャッジアップのため。

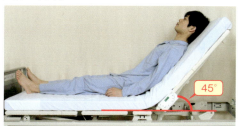

| 3 | アルコール手指消毒薬で手指消毒を行う。患者さんの寝衣をゆるめ、**胸骨角から頸静脈**が露出するようにする。 | 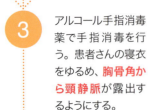 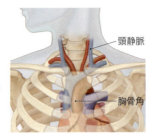 |

| 4 | 頸静脈の**怒張と拍動の最高点**（1番高い位置）を特定する。見づらい場合には**ペンライトで頸静脈に光を当てて影をつくる**とわかりやすくなる。 | 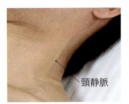 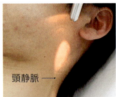 |

| 5 | 首の下のくぼみ（**胸骨切痕**）を探す。 | 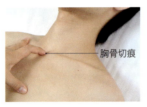 |

| 6 | 胸骨切痕の約2横指下にある隆起（**胸骨角**または**ルイ角**）を特定する。 | 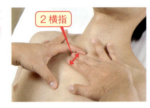 |

| 7 | 胸骨角に定規を**床と垂直**に当てる。 | 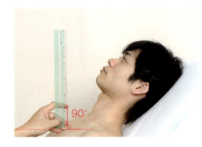 |

| 8 | もう1つの定規を**怒張または拍動の最高点**に当てて、胸骨角からの高さを測定する。 | 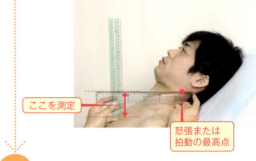 |

| 9 | 患者さんの寝衣や体位、寝具を整える。 |
| 10 | 測定結果を記録する。 |

頸静脈の視診（中心静脈圧の推定）のアセスメント

頸静脈の視診で測定した値に右心房の中心から胸骨角までの高さである **5cm** を足すと、中心静脈圧の値になります。中心静脈圧はcmH_2Oで示します。**中心静脈圧が9.5cmH_2O以内であれば正常、中心静脈圧が9.5cmH_2Oを超える場合は異常**と判断します。

■ 中心静脈圧の計算方法

正常 X=4.5cm 以内
異常 X=4.5cm を超える

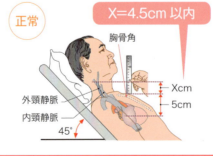
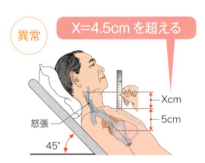

異常時の観察・ケアのポイント

「**中心静脈圧が高い＝右房の圧が高い**」ということは、**右心不全**の状態です。中心静脈圧が高い場合には右心不全に関連した症状（P.115参照）を観察しましょう。また、右心不全では**左心不全も起こっていることが多く**、左心不全による呼吸不全の症状（P.115参照）が出ていないかもあわせて観察し、特に苦痛症状が出やすい呼吸症状に対してケアを実施します。

触診

浮腫の観察のしかた

浮腫とは**むくみ**のことで、血管と細胞の間の間質液が増加すると出現します。静脈圧が上昇して血管から水分が血管の外に押し出されたり、血管内に水分を留める役割をする血清アルブミンが減少して膠質浸透圧が低下することで起こります。

■浮腫のしくみ

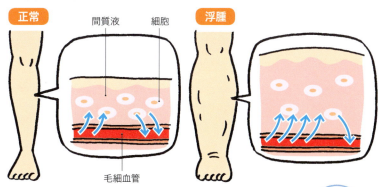

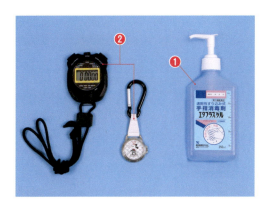

必要物品
1. アルコール手指消毒薬
2. 時計またはストップウォッチ

ワンポイントレクチャー

浮腫はどこに出やすいの？

浮腫のおもな成分は**水**です。水は低いところにたまる性質があるため、患者さんの**体位によって浮腫の出やすい場所も変わります**。臥床患者さんであれば**背面**、立位や座位をとる時間が長い患者さんであれば**下肢**に注目して観察します

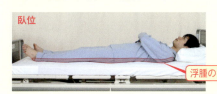
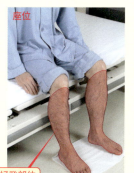

---

1. 患者さんに浮腫の観察を行う目的や方法などを説明し、同意を得る。

2. アルコール手指消毒薬で手指消毒を行い、全身を触れながら観察して浮腫のある部位を特定する。

3. 浮腫のある部位を確認したら、浮腫の程度を観察するために**母指または示指で5秒程度**圧迫する。

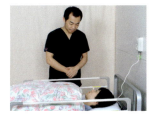

4. 圧迫を解除し、**圧痕(あっこん)の深さと元の皮膚の状態に戻るまでの時間**を計測する。

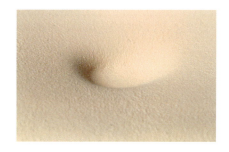

5. 患者さんの寝衣や体位、寝具を整える。

6. 結果を記録する。

03 フィジカルアセスメントをマスターしよう／循環器系

浮腫のアセスメント

浮腫は**左右対称に出現するもの**と、**左右非対称に出現するもの**の2種類があります。左右対称の浮腫は**腎不全**や**心不全**、**栄養状態の悪化**などが原因で出現するので、関連する情報を追加で収集しましょう。左右非対称の浮腫は**深部静脈血栓症**などが原因で出現するので、浮腫が生じている**四肢の疼痛や色の変化**などを観察します。

■浮腫の評価スケール

スケール	圧痕の深さと目安		元の皮膚の状態に戻るまでの時間
1+	2mm ほんのわずかなくぼみができる程度ですぐに平坦に戻る		すぐ
2+	4mm 1+より深いくぼみで、10〜15秒で平坦に戻る程度		10〜15秒
3+	6mm 明らかに深いくぼみが1分以上持続する。腫れてぱんぱんになっている状態		1分以上
4+	8mm 異様に深いくぼみが2〜5分程度継続する		2〜5分

Henry M. Seidel: *Mosby's Physical Examination Handbook*: 6th (sixth) Edition. Elsevier；2006：123. を参考に作成。

異常時の観察・ケアのポイント

浮腫は原因となる疾患などによって程度が変化するので、毎日継続的に観察を行います。浮腫がある皮膚は**傷つきやすい**ため、浮腫のある皮膚が傷つかないように**靴下をはいたり、ひび割れを防ぐために保湿クリームを塗る**など、愛護的なケアを行います。

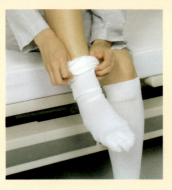
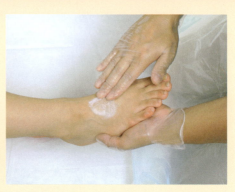

聴診

心音の聴診のしかた

心臓の中は4つの部屋に区切られており、それぞれの部屋の間は弁でつながっています。各部屋を隔てている区切りや弁の働きに異常があると、十分な量の血液を全身に送り出すことができなくなってしまいます。心臓に関するこれらの情報を非侵襲的に知ることができるのが心音の聴診です。

必要物品
❶聴診器
❷アルコール手指消毒薬

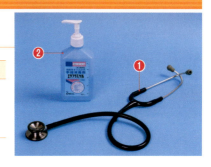

1 患者さんに心音の聴診を行う目的や方法などを説明し、同意を得る。

2 患者さんの胸部を露出する。

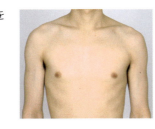

3 下図を参考にして、**大動脈弁**、**肺動脈弁**、**僧帽弁**、**三尖弁**の各領域を聴診する。

■心音の聴取部位

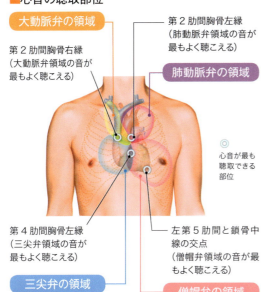

- 大動脈弁の領域
- 第2肋間胸骨右縁（大動脈弁領域の音が最もよく聴こえる）
- 第2肋間胸骨左縁（肺動脈弁領域の音が最もよく聴こえる）
- 肺動脈弁の領域
- 第4肋間胸骨左縁（三尖弁領域の音が最もよく聴こえる）
- 左第5肋間と鎖骨中線の交点（僧帽弁領域の音が最もよく聴こえる）
- 三尖弁の領域
- 僧帽弁の領域
- 心音が最も聴取できる部位

ポイント！ 正常な心音は聴診器の膜型を用いて聴診します。異常心音（Ⅲ音やⅣ音）はより**低調**な音なので、聴診器の**ベル型**を使用して聴診します

● 大動脈弁領域の聴診

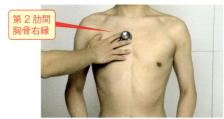

第2肋間胸骨右縁

● 肺動脈弁領域の聴診

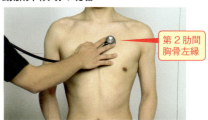

第2肋間胸骨左縁

● 三尖弁領域の聴診

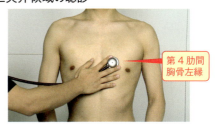

第4肋間胸骨左縁

● 僧帽弁領域の聴診

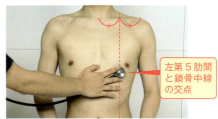

左第5肋間と鎖骨中線の交点

4 患者さんの寝衣や体位、寝具を整える。

5 結果を記録する。

心音のアセスメント

心音は**心臓の弁が閉じるときに聴こえる音**で、正常心音にはⅠ音とⅡ音があります。Ⅰ音やⅡ音以外は異常心音で、Ⅱ音の直後に聴取されるⅢ音、Ⅰ音の直前に聴取されるⅣ音は過剰心音とよばれます。また、心音と心音の間に聴かれる心雑音といわれる異常心音もあり、音が発生するタイミングで考えられる疾患が絞り込まれます。

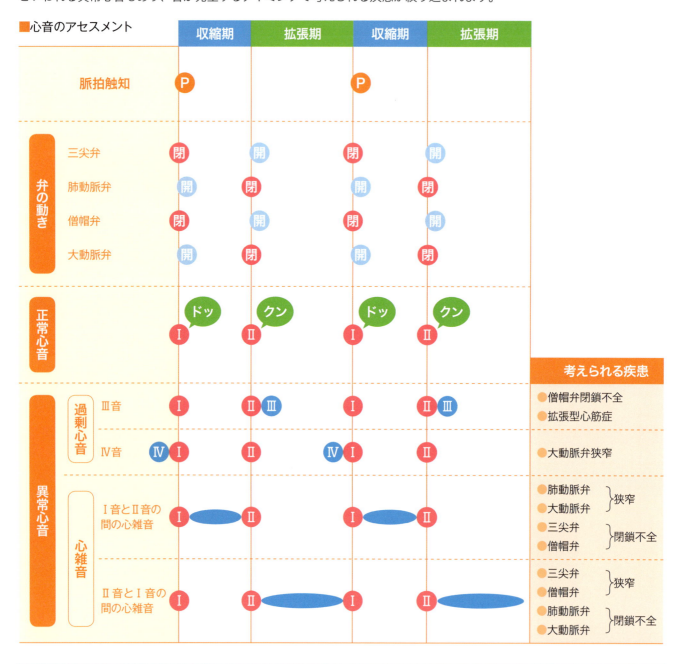

異常時の観察・ケアのポイント

心臓は生命維持に重要な臓器で、心音に何らかの異常がある場合には**生命維持**に影響が出ていないかをまず確認します。まずは、**意識レベル**の観察や**バイタルサイン**の測定を行って生命維持への影響をアセスメントしましょう。

消化器系のフィジカルアセスメント[1,2]

消化器系とは

消化器系とは、食物を摂取してから分解し吸収したのちに老廃物を排出するための器官の総称です。**口**、**食道**、**胃**、**小腸**（十二指腸、空腸、回腸）、**大腸**（盲腸、上行結腸、横行結腸、下行結腸、S状結腸、直腸）などの**消化管**や、**肝臓**や**膵臓**、**胆嚢**などの**消化腺**で構成されています。

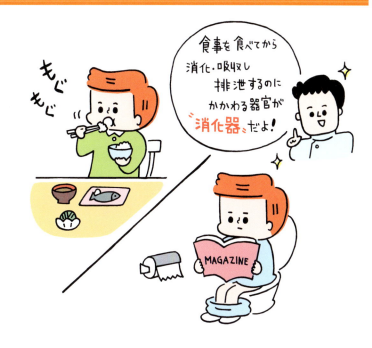

腹部の解剖

腹部では消化器系の臓器がその大部分を占めています。

腹部の聴診や触診、打診では、直接体表からは見ることができない臓器の位置を想像しながらフィジカルアセスメントをすすめる必要があります。腹部の解剖や臓器の位置をしっかり理解しましょう。

 注意！
フィジカルアセスメントは通常、視診→触診→打診→聴診の順番で行いますが、腹部のフィジカルアセスメントは、**触診や打診よりも聴診を先に行います**（視診→聴診→打診→触診の順番）

なぜ？ 腹部の**触診や打診による刺激は腸蠕動運動を亢進させてしまう可能性があり**、患者さんの普段の腹部の音を聴取できなくなってしまうためです。また、腹部の触診では痛みを生じることが多いため、触診は最後に行います

■腹部の解剖

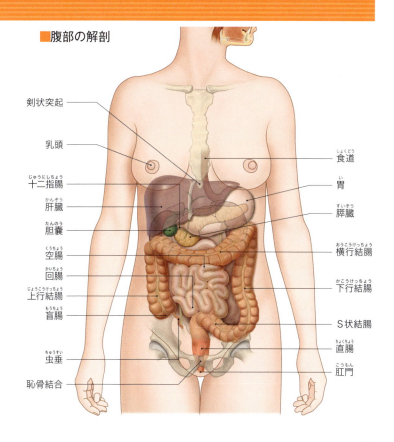

消化器系のしくみとフィジカルアセスメント

私たちが生きていくために必要なエネルギーを体の外から**摂取**し、体内に取り込み（**消化・吸収**）、残渣（吸収した残り）を**排出**するのが消化器系の役割です。

消化・吸収

消化

人間が生きていくうえで必要な栄養素のうち代表的なのは**3大栄養素**（**炭水化物、タンパク質、脂質**）で、これらが体を構成するたくさんの細胞のエネルギー源になります。

口から摂取した食物は、そのままの形では細胞にエネルギーとして取り込むことができません。**細胞が取り込みやすい程度まで小さくして、エネルギーとして取り込まれやすい形に整える**ことを消化といいます。

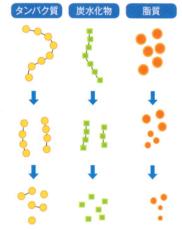

吸収

消化された栄養素は、**消化管から吸収**されて門脈を経て、肝臓を経由して全身の細胞に行き渡り、エネルギー源として活用されます。

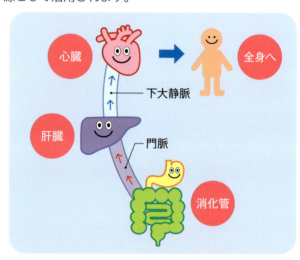

■消化器系の観察ポイントと必要な情報

消化器系の観察ポイント	アセスメントに必要な情報
体に必要な食物を摂取できているか	●食事の内容や摂取量・摂取エネルギー量
摂取した食物が消化・吸収されているか	●血液検査データ（血糖、血清総タンパク質、血清アルブミン、血清総コレステロール、中性脂肪など）
エネルギーが活用されているか	●体重の変化
残渣が体外に排出されているか	●排便の有無や量・性状

消化管と痛み

消化管は口から肛門まで続く1本の管のような構造をしており、その長さは約6～8mです。この長い管に異常があるかどうかの指標の一つが、**自発的な痛み**（**腹痛**）・**叩いたときの痛み**（**叩打痛**）・**押したときの痛み**（**圧痛**）です。

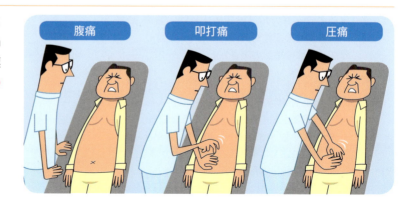

消化管と出血[7]

消化管で出血が起こると、便に血が混じることがあります。

上部消化管とよばれる十二指腸から口側の消化管で出血が起こっている場合、便は黒く変色したり、**タール便**とよばれる黒くネバネバした便となります。

下部消化管とよばれる小腸から肛門側の消化管で出血が起こっている場合、便に**暗褐色**や**鮮紅色**の血便、または**粘液**が混じった血便が生じます。

上部消化管での出血が黒く変色するのは、出血した血液が**胃酸**に影響を受けて変色するためです。

■ 出血部位と血便の特徴

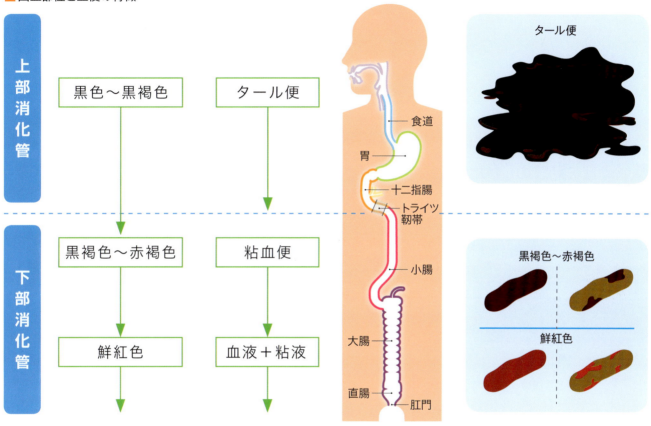

蠕動運動

口で咀嚼して飲み込んで食道に送られた食物は、長い消化管の道のりを蠕動運動という**消化管の運動**によって肛門まで運搬されます。

とくに腸での蠕動運動では、**腸蠕動音**という音が聴取されます。この音が弱かったり消失したりすると、腸の動きが悪いまたは詰まっていると考えることができます。そのため、腹部の聴診では腸蠕動音を聴取します。

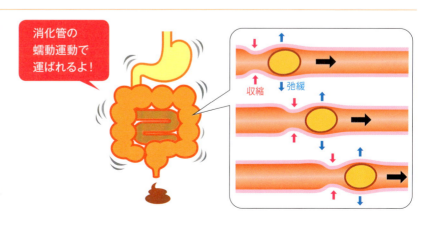

消化器系の観察ポイント

消化器系では、食物を摂取する口から老廃物が排出される肛門までのすべてを観察する必要がありますが、ここでは腹部で大きな面積を占める**小腸**および**大腸**に注目して観察します。おもに**右記**のポイントでフィジカルアセスメントをすすめます。

■ 消化器系の観察ポイントとフィジカルアセスメント

消化器系の観察ポイント	実施するフィジカルアセスメント
腸管運動は正常か（腸で便が形成されているか） 腸の狭窄や閉塞はないか	聴診 ● 腸蠕動音の聴診
腹部に打診で生じる痛みはないか	打診 ● 腹部の打診
腹部に触診で生じる痛みや腫瘤はないか	触診 ● 腹部の触診
消化管に出血などがないか	便の観察 ● 血便や便潜血の有無

腹部の聴診

腸蠕動音の聴診のしかた

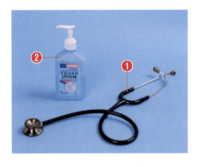

必要物品
❶ 聴診器
❷ アルコール手指消毒薬

1 患者さんに腹部の聴診を行う目的や方法などを説明し、同意を得る。

2 患者さんを仰臥位（ぎょうがい）にする。

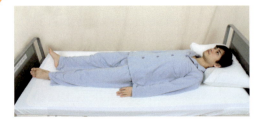

3 アルコール手指消毒薬で手指消毒を行い、患者さんの**剣状突起**（けんじょうとっき）から**恥骨結合**（ちこつ）までの腹部を露出する。

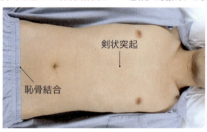

剣状突起
恥骨結合

4 看護師は患者さんの**腹部と表情の両方が同時に見える位置**に立つ。

なぜ？ 患者さんが「痛い！」と言わなくても表情が微妙に変化していることもあり、その変化を見逃さないために、腹部と患者さんの表情の両方を同時に観察できる位置に看護師が位置することが必要となる。看護師は患者さんの腰部よりも足側に立つことで、腹部と表情を同時に観察することができる。

● 患者さんの右側に立つ場合
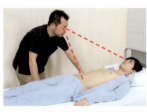

● 患者さんの左側に立つ場合
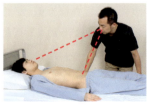

5　腹壁の**1箇所**に聴診器の**膜型**を当てて、腸蠕動音を**1分間**聴取する。腸蠕動音が1分間聴取できない場合には**5分間**聴診する。

なぜ？　通常腸蠕動音は腹部全体で聴取できるため、聴診器を複数の場所に当てる必要はない。腸蠕動音が5分間聴こえない場合を「腸蠕動音消失」と表現するため、1分間腸蠕動音が聴取できない場合は5分間聴診する必要がある。

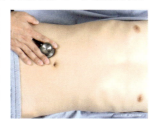

6　患者さんの寝衣や体位、寝具を整える。

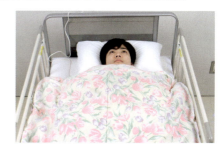

7　結果を記録する。

腸蠕動音のアセスメント

腸蠕動音は腸を通過する液体や気体が出す音です。正常では**5〜15秒ごとに不規則**に聴取できます。

■腸蠕動音のアセスメント

正常	音の頻度の異常			音の性状の異常
	消失	減少	亢進	金属音
1分以内に聴取される	**5分間**聴取できない	**1分以上5分未満**聴取できない	**音が持続的に聴取される**	**金属どうしがぶつかるような高い音**が聴取される
腸管運動（腸蠕動運動）が正常な状態	腸管運動（腸蠕動運動）が**停止**している状態	腸管運動（腸蠕動運動）が**低下**している状態	腸管運動（腸蠕動運動）が**活発**な状態	腸管が**狭窄**または**閉塞**している状態
グルグル	…………	…グル……	グルグルグル	キンキン

異常時の観察・ケアのポイント

　腸蠕動音に異常がある場合には、**腸の機能に何らかの障害**が生じていると考えられます。腸蠕動音が亢進している場合には、腸蠕動が活発な状態になりやすい**消化管の炎症疾患**や**下痢**などの可能性があります。腸蠕動音が減弱・消失している場合には、腸蠕動が停滞しやすい**イレウス**の可能性があります。また、金属音が聴かれる場合には、**腸閉塞**の可能性があります。これらの疾患の症状について追加で観察を行いましょう。

腸蠕動音は患者さんの食事の影響によっても変化します。摂取した食事の情報などもアセスメントに活用しましょう

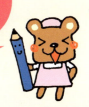

腹部の打診

腹部の打診のしかた

必要物品
アルコール手指消毒薬

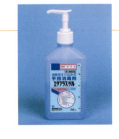

1 患者さんに腹部の打診を行う目的や方法などを説明し、同意を得る。

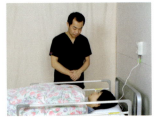

2 患者さんを仰臥位にして、膝関節を軽く屈曲して膝を立てた状態にする。

なぜ? 膝を伸ばすと腹壁が緊張して硬くなり、正確な触診ができなくなってしまうため。

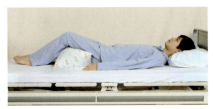

3 アルコール手指消毒薬で手指消毒を行い、患者さんの**剣状突起から恥骨結合まで**の腹部を露出し、**手は体の横におく**。

なぜ? 手を頭側におくと、腹部に余計な緊張がかかってしまうため。

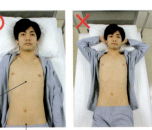

剣状突起
恥骨結合

4 看護師は患者さんの**腹部と表情の両方が同時に見える位置**に立つ。

なぜ? 患者さんが「痛い!」と言わなくても表情が微妙に変化していることもあり、その変化を見逃さないために、腹部と患者さんの表情の両方を同時に観察できる位置に看護師が位置することが必要となる。看護師は患者さんの腰部よりも足側に立つことで、腰部と表情を同時に観察することができる。

●患者さんの右側に立つ場合
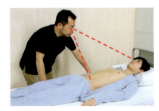

●患者さんの左側に立つ場合
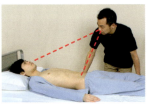

5 患者さんの腹部を**4区分法**または**9区分法**で順番に打診する(**下記ポイント**参照)。音の性状や**疼痛の有無**を観察する。

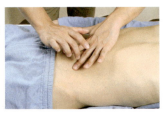

6 患者さんの寝衣や体位、寝具を整える。

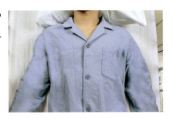

7 結果を記録する。

ポイント! 腹部の打診では、痛みなどの症状がどの部位に生じたのかを正確に記録・共有できることが重要です。部位の表現方法には腹部を4つに分ける**4区分法**や9つに分ける**9区分法**があります。

腹部の4区分法
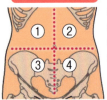
①右上腹部
②左上腹部
③右下腹部
④左下腹部

腹部の9区分法
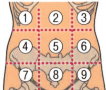
①右季肋部(きろく)
②心窩部(しんか)
③左季肋部
④右側腹部
⑤臍部(さい)
⑥左側腹部
⑦右鼠径部(そけい)
⑧下腹部
⑨左鼠径部

腹部の打診のアセスメント

腹部の打診では、腹部の大部分から**鼓音**が聴取されます。また、通常打診による痛みは生じません。

■ 腹部の打診音の特徴

打診音	音の特徴	聴取部位など
鼓音	「ポンポン」太鼓などの中が空洞のものを叩いたときの音	ガスが貯留して空洞が多い腸が腹部のほとんどを占めているため、腹部の大部分からは鼓音が聴かれます
濁音	「ダンダン」「タンタン」鈍く重い、中身が詰まったものを叩いたときの音	● ガスがなく便で満たされている腸は濁音が聴かれます ● 空洞でない臓器、腹水や腫瘤を打診した場合も濁音が聴かれます

異常時の観察・ケアのポイント

腹部の打診では腹部の大部分から鼓音が聴取されますが、**広範囲に濁音**が聴かれた場合は腹水や腫瘤などの存在が疑われます。腹水や腫瘤の存在について追加で情報収集を行いましょう。打診によって痛みが生じる場合には、腹部に何らかの異常の存在が疑われます。痛み以外の症状の有無について追加で情報収集を行いましょう。

腹部の触診

腹部の触診のしかた

必要物品

アルコール手指消毒薬

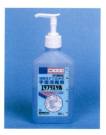

1 患者さんに腹部の触診を行う目的や方法などを説明し、同意を得る。

2 患者さんを仰臥位にして、**膝関節を軽く屈曲して膝を立てた状態**にする。

なぜ？ 膝関節を曲げることで腹部に余計な緊張がかからなくなり、触診しやすくなるため。

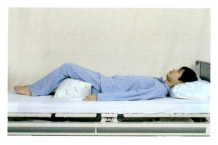

3 アルコール手指消毒薬で手指消毒を行い、患者さんの**剣状突起から恥骨結合までの腹部を露出し、手は体の横におく**。

なぜ？ 手を頭側におくと、腹部に余計な緊張がかかってしまうため。

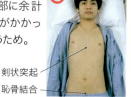 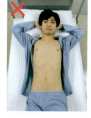

剣状突起
恥骨結合

4 看護師は患者さんの**腹部と表情の両方が同時に見える位置**に立つ。

なぜ？ **患者さんが「痛い！」と言わなくても表情が微妙に変化していることもあり**、その変化を見逃さないために、腹部と患者さんの表情の両方を同時に観察できる位置に看護師が位置することが必要となる。看護師は患者さんの腰部よりも足側に立つことで、腹部と表情を同時に観察することができる。

● 患者さんの右側に立つ場合　● 患者さんの左側に立つ場合

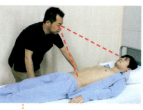 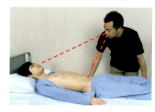

■浅い触診と深い触診

浅い触診	深い触診
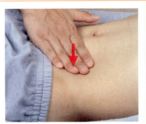	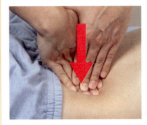
指全体で押し込むようにして、1〜2cm程度圧迫する	指先を使って3〜5cm程度圧迫する

⑤ 患者さんの腹部を**4区分法**または**9区分法**（P.88参照）で順番に触診する。1つの部位で浅い触診、深い触診（右上表参照）を行い、深い触診の際には手をすばやく離して**反跳痛（ブルンベルグ徴候）**（右下表参照）の有無も観察する。痛みや筋性防御、反跳痛、腫瘤の有無を観察する。

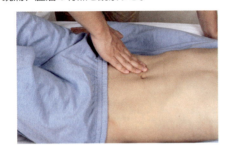

■筋性防御と反跳痛

筋性防御	反跳痛（ブルンベルグ徴候）
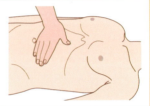	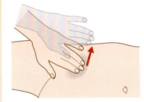
圧痛のある部位を触診すると、反射的に筋肉が収縮して固くなり、押している指を跳ね返そうとする現象	**圧痛のある部位**で深く触診した後にすばやく手を離す動作をしたときに生じる痛み

⑥ 患者さんの寝衣や体位、寝具を整える。

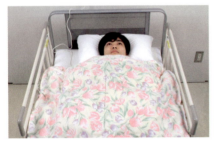

⑦ 結果を記録する。

腹部の触診のアセスメント

腹部の触診では、正常では腹部はやわらかく弛緩します。異常では、痛みや筋性防御、反跳痛、腫瘤がみられることがあります。また、腹部には**圧痛点**という特徴的な痛みの部位があります。この部位に痛みが生じる場合には**急性虫垂炎**が疑われます。

■腹部の圧痛点

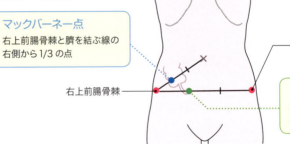

マックバーネー点: 右上前腸骨棘と臍を結ぶ線の右側から1/3の点

左上前腸骨棘

右上前腸骨棘

ランツ点: 左右の上前腸骨棘を結ぶ線の右側から1/3の点

異常時の観察・ケアのポイント

腹部の触診では、**圧痛**や**腫瘤**、**筋性防御**や**反跳痛**（ブルンベルグ徴候）が生じる場合には、それらを引き起こす何らかの異常が潜んでいると考えられます。追加の情報収集を行いましょう。

筋・骨格系のフィジカルアセスメント [1,2,3]

筋・骨格系とは

　筋・骨格系とは、人体を形づくる、または、体を動かすための器官の総称です。**骨**や**筋肉**、それらをつなぐ器官で構成されています。

　ここでは四肢の代表的な関節である**肩関節**、**肘関節**、**股関節**、**膝関節**、**足関節**の5つの関節を取り上げて、関節可動域（ROM）の測定、徒手筋力検査（MMT）を解説します。

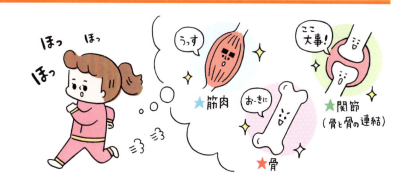

筋・骨格系の解剖

■おもな関節と筋肉

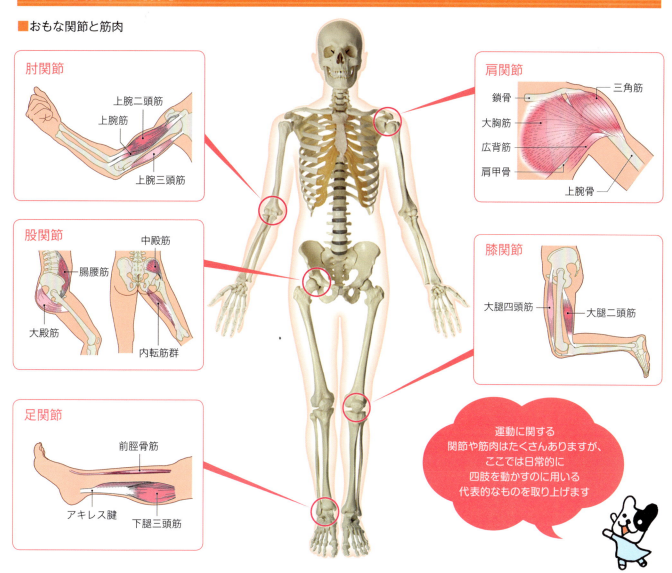

運動に関する関節や筋肉はたくさんありますが、ここでは日常的に四肢を動かすのに用いる代表的なものを取り上げます

筋・骨格系のしくみとフィジカルアセスメント

筋・骨格系には、体を動かす以外にもさまざまな役割がありますが、本書では**「動き」に注目**して解説します。

関節の動きを詳細に観察するフィジカルアセスメントが、**関節可動域（ROM**：range of motion）**の測定**と**徒手筋力検査**（**MMT**：manual muscle test）です。

どのくらい動くか（ROM）、どの程度動くか（MMT）は患者さんの日常生活動作を左右する重要な指標となります

関節可動域（ROM）とは

関節可動域（ROM）とは、**関節が動く範囲**のことをいいます。

ある関節について、基準とする位置からどのくらいの角度動くのかを測定します。

患者さん自身で動かせる範囲を**自動的**関節可動域、医療者など他者が動かせる範囲を**他動的**関節可動域といいます。関節可動域（ROM）の測定では、他動的関節可動域を測定します。

■ 自動的関節可動域と他動的関節可動域

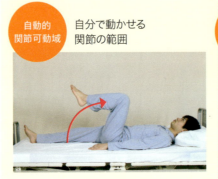

自動的関節可動域：自分で動かせる関節の範囲

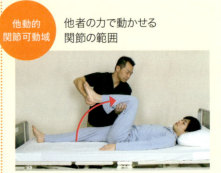

他動的関節可動域：他者の力で動かせる関節の範囲

徒手筋力検査（MMT）とは

徒手筋力検査（MMT）は**筋力の測定法**で、**6段階**で筋力を評価します。関節は複数の筋肉の収縮や弛緩によって動いていますが、MMTでは個々の筋肉ではなく1つの関節運動にかかわるすべての筋力を評価します。

■ 徒手筋力検査の判定基準

機能段階	表示法	等級
筋収縮なし	Zero (0)	0
わずかに筋収縮あり	Trace (T)	1
重力を除けば全可動域動く	Poor (P)	2
重力に打ち勝って完全に動く	Fair (F)	3
いくらか抵抗を加えても、なお重力に打ち勝って完全に動く	Good (G)	4
強い抵抗を加えても、なお重力に打ち勝って完全に動く	Normal (N)	5

関節運動に伴う症状

関節運動では動きと同時に**痛み**などの症状が出現することがあります。とくに痛みは動きを制限する要因となるため、7つの視点（**P.4** 参照）で詳細に情報収集をしましょう。

筋・骨格系の観察ポイント

筋・骨格系では、筋肉と骨が連携して働いた結果である「動き」を観察します。単に「動くかどうか」を観察するだけでなく、動く範囲［関節可動域（ROM）］、動かすための筋力［徒手筋力検査（MMT）］、動かしたときの症状（痛みなど）の有無や性状を観察します。

■ 筋・骨格系の観察ポイントとフィジカルアセスメント

筋・骨格系の観察ポイント	実施するフィジカルアセスメント
関節の動く範囲は正常か	関節可動域（ROM）の測定
関節を動かす筋力は正常か	徒手筋力検査（MMT）
関節運動で痛みなどの症状はないか	痛みなどの有無や性状

ROMやMMTに異常がある場合、患者さんの日常生活動作にも影響が出ていることが多くあります。日常生活動作にも注目しましょう

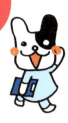

関節可動域（ROM）の測定

関節可動域測定のしかた

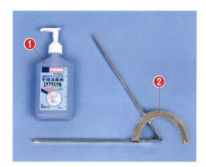

必要物品
1. アルコール手指消毒薬
2. 角度計

1. 患者さんに関節可動域測定を行う目的や方法などを説明し、同意を得る。

2. アルコール手指消毒薬で手指消毒を行い、観察する関節（ここでは股関節の屈曲）を十分関節運動が見える程度に露出する。

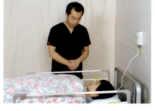

3. 観察する関節の**基本軸**と**移動軸**を確認する（P.94～97参照）。

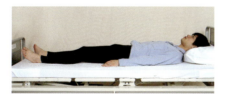
股関節

4. 正確な測定ができるよう P.94～97の注意点に沿って、看護師が移動軸となる部位をゆっくりと動かす。

なぜ？ 注意点を守らないと、正確な角度が測定できなくなってしまうため。

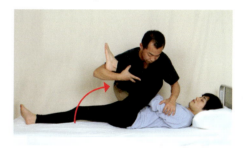

5. 基本軸と移動軸の角度を角度計で測定する。関節可動域で重要なポイントは、**どのくらい動くのか**、**極端な左右差がないか**を観察することである。そのために**左右の関節を測定する**。

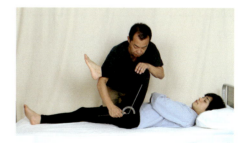

6. 患者さんの寝衣や体位、寝具を整える。

7. 測定結果を記録する。

■関節可動域の測定方法と注意点

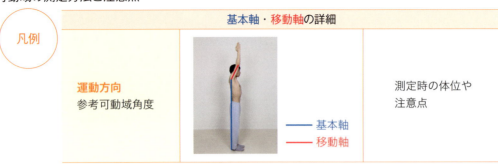

【上肢：肩（肩甲帯の動きも含む）】

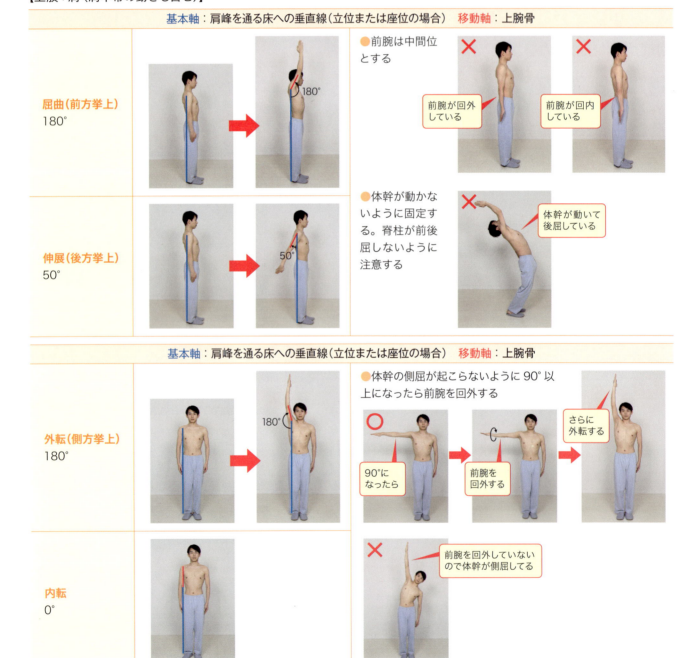

		基本軸：肘を通る前額面への垂直線　移動軸：尺骨	
外旋 60°	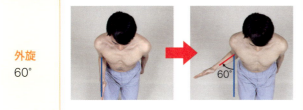	●上腕を体幹に接して、肘関節を前方に90°屈曲した肢位で行う 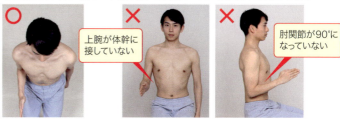	
内旋 80°		●前腕は中間位とする 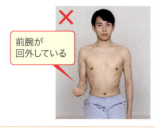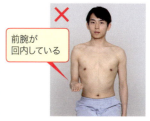	

【上肢：肩（肩甲骨の動きを含む）】

		基本軸：肩峰を通る床への垂直線　移動軸：上腕骨	
内転 75°	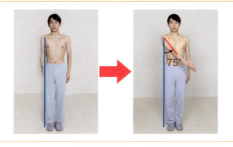	●立位で行う ●20°または45°肩関節屈曲位で行う 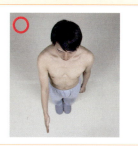	

		基本軸：肘を通る前額面への垂直線　移動軸：尺骨	
外旋 90°	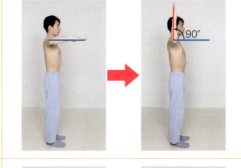	●前腕は中間位とする 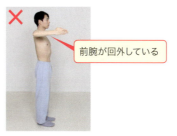	
内旋 70°	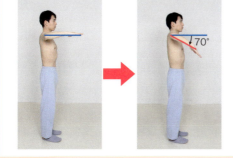	●肩関節は90°外転し、かつ肘関節は90°屈曲した肢位で行う 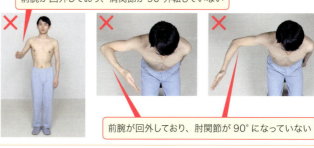	

【上肢：肘】

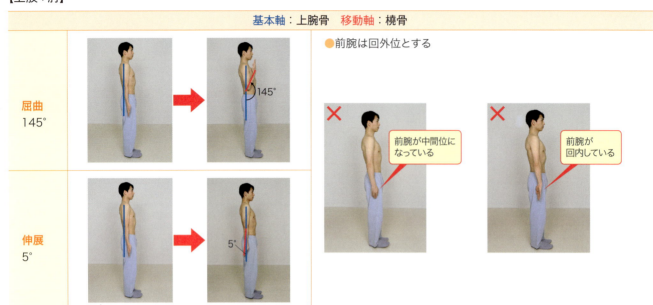

【上肢：前腕】

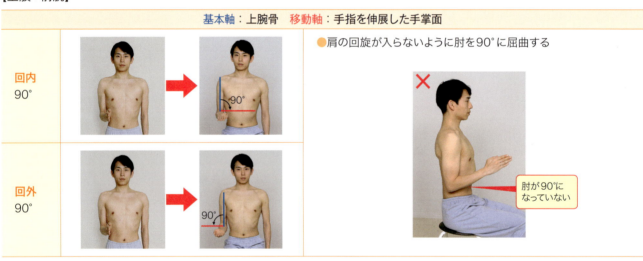

【下肢：股】

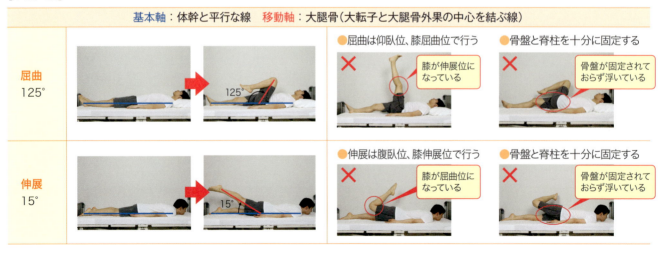

	基本軸：両側の上前腸骨棘を結ぶ線への垂直線　移動軸：大腿中央線（上前腸骨棘より膝蓋骨中心を結ぶ線）	
外転 45°	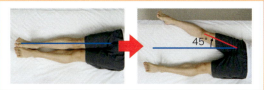	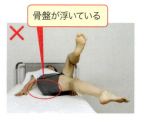 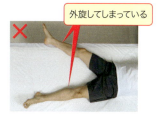●仰臥位で骨盤を固定する。下肢は外旋しないようにする（骨盤が浮いている／外旋してしまっている）
内転 20°		●内転の場合は、反対側の下肢を屈曲挙上してその下を通して内転させる
	基本軸：膝蓋骨より下ろした垂直線　移動軸：下腿中央線（膝蓋骨中心より足関節内外果中央を結ぶ線）	
外旋 45°	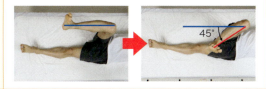	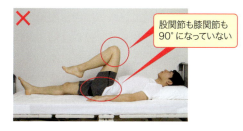●仰臥位で、股関節と膝関節を90°屈曲位にして行う（股関節も膝関節も90°になっていない）
内旋 45°	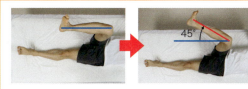	●骨盤の代償を少なくする

【下肢：膝】

	基本軸：大腿骨　移動軸：腓骨（腓骨頭と外果を結ぶ線）	
屈曲 130°	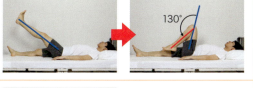	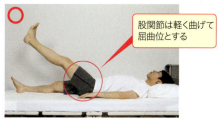●股関節を屈曲位で行う（股関節は軽く曲げて屈曲位とする）
伸展 0°	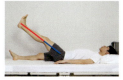	

【下肢：足】

	基本軸：腓骨への垂直線　移動軸：第5中足骨	
屈曲（底屈） 45°	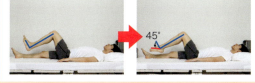	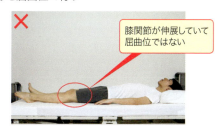●膝関節を屈曲位で行う（膝関節が伸展していて屈曲位ではない）
伸展（背屈） 20°	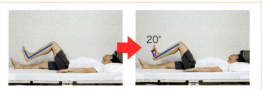	

日本リハビリテーション医学会 評価基準委員会：関節可動域表示ならびに測定法．リハビリテーション医学 1995；32（4）：207-217より引用、著者一部改変

> ワンポイントレクチャー
>
> 他動的関節可動域の測定
>
> P.93～97に示した関節可動域（ROM）の測定方法と注意点で写真に写っているのは患者さんだけですが、関節可動域（ROM）の測定では看護師による他動的関節可動域（P.92参照）を測定します。
>
> 患者さんに筋力低下などがある場合、患者さんだけでは十分な関節運動ができません。関節可動域で観察するのは「筋力に影響されない関節の動く範囲」ですので、看護師が介助することで最大の関節可動域を測定する必要があります。ただし、痛みが出現した場合にはそれ以上大きな負荷をかけないようにしましょう。

関節可動域（ROM）のアセスメント

関節可動域には参考可動域角度がありますが、参考可動域角度と測定値を単純に比較して異常か正常か判断してはいけません。関節可動域は**年齢**や**性別**、**運動習慣**の有無などによって多様な**個人差**があります。関節可動域のアセスメントで重要なのは、関節可動域の制限がある場合に**個人差なのか疾患などによるものなのか区別する****こと**です。さらに、日常生活動作への影響を考慮しながらアセスメントすることも大切です。日常生活動作にどのような影響があるのか、動作や使用物品を変えるなどその影響をより小さくするためにはどのような工夫が必要になるのか考えてケアにつながるアセスメントをしましょう。

異常時の観察・ケアのポイント

関節可動域が制限される原因として**痛み**と**拘縮**があります。関節可動域の観察では痛みが出現したらそれ以上無理して動かさずに測定を行います。

観察した関節可動域をもとに、**日常生活動作への影響**を考えてケアに生かすことが重要です。各関節の動きに制限があったとしても、**動作を工夫**したり**道具を活用**することで日常生活動作への影響を最小にすることができます。

> ワンポイントレクチャー
>
> 拘縮ってなに？
>
> 脳梗塞などの後遺症が原因で関節を動かさない状態が続くと、関節周囲の皮膚や筋肉、靱帯が縮んで硬くなり関節可動域に制限が出ます。このような状態を**拘縮**といいます。
>
> ■ 拘縮の好発部位
>
>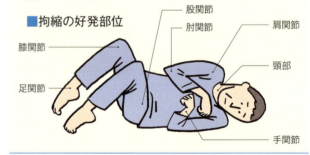

徒手筋力検査（MMT）

■ 徒手筋力検査実施時のポイント

抵抗	固定	ポジショニング
抵抗を与える場合、看護師は**いつも同じ手（利き手）で行い、同じ抵抗になるように心がけます**	運動させる関節に対して「**中枢側の固定と末梢での抵抗**」が基本です	**同じ体位でできるものはまとめて実施する**
なぜ？	**なぜ？**	**なぜ？**
MMTは看護師の力のかけ具合で評価が大きく変わってしまうため、力のかけかたが統一できるように同じ側の手を使用する	動かす関節をしっかりと固定しないと正確に測定できないため	患者さんへの負担を最小限にするため

徒手筋力検査（MMT）のしかた

必要物品
アルコール手指消毒薬

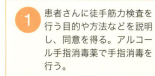

① 患者さんに徒手筋力検査を行う目的や方法などを説明し、同意を得る。アルコール手指消毒薬で手指消毒を行う。

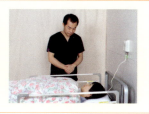

② 患者さんを座位にする。

なぜ？ MMTでは重力に反して動かすことができるMMT3が基準となる。MMT3を測定するためには関節運動に重力がかかる座位になる必要がある。

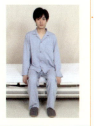

③ 目的の関節運動［ここでは肩の側方挙上（外転）］を実施してもらい、MMT3が可能かどうかを観察する。

なぜ？ MM3がMMTの基準となるため、まずはじめにMMT3ができるかどうかを観察する。

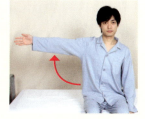

MMT3が可能 → 4-1　　MMT3が不可能 → 4-2

4-1
目的の関節運動に対して抵抗を加え、MMT3〜5のどれにあてはまるかを観察する。

MMT5 強い抵抗を加えても、なお重力に打ち勝って完全に動く
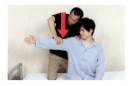

MMT4 いくらか抵抗を加えても、なお重力に打ち勝って完全に動く
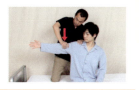

MMT3 抵抗を加えない状態で、重力に打ち勝って完全に動く
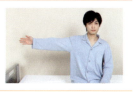

4-2
臥位などに体位を変えて目的の関節運動を水平方向に行ってもらい、MMT2が可能かどうかを観察する。その際は、関節の下側に手を添える。

なぜ？ 目的の関節運動にかかる重力の抵抗を除去するため。手を添えることでシーツの摩擦による抵抗を除去できる。

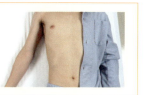

MMT2が可能 → **MMT2**　　MMT2が不可能 → ⑤

⑤ 目的とする関節運動を支配する筋肉（P.91参照）が見えるように露出する。

⑥ 目的とする関節運動を支配する筋肉に注目し、関節運動をしようとすることによる筋肉の収縮や動きを観察する。

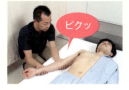 筋肉の収縮あり → **MMT1**

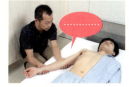 筋肉の収縮なし → **MMT0**

ポイント！ 意識障害のある患者さんのMMTを観察する際は、痛み刺激による反応を観察したり、患者さんの体動をもとに評価しましょう

■代表的な関節の関節運動の徒手筋力検査の方法

MMT	5・4	3	2	1・0
肩関節 屈曲(前方挙上)	腕を前方に挙上するように指示し、肩の高さまで上げてもらう。さらに、上腕に抵抗を加えて観察する	腕を前方に挙上するように指示し、肩の高さまで上がるかを観察する	腕を前方に挙上するように指示し、ある程度動くかを観察する	腕を前方に挙上するように指示する。このとき、三角筋に注目して筋の収縮があるかどうかを観察する
肩関節 伸展(後方挙上)	腹臥位で腕をできるだけ後方に高く上げるように指示し、しっかり上げてもらう。さらに、上腕後面に抵抗を加えて観察する	腹臥位で腕をできるだけ後方に高く上げるように指示し、しっかり上がるか観察する	腹臥位で腕をできるだけ後方に高く上げるように指示し、ある程度持ち上がるかを観察する	腹臥位で腕をできるだけ高く上げるように指示する。このとき、肩甲骨周辺の筋の収縮があるかどうかを観察する
股関節 屈曲	座位で膝を持ち上げるように指示し、しっかり上げてもらう。さらに、大腿部上面に抵抗を加えて観察する	座位で膝を持ち上げるように指示し、しっかり上がるか観察する	側臥位で、上側の下肢が水平になるように支える。膝を胸に近づけるように指示し、全可動域動くか観察する	側臥位で、上側の下肢が水平になるように支える。鼠径部に看護師の手を当てて膝を胸に近づけるように指示し、腸腰筋の収縮があるかどうかを観察する

MMT	5・4	3	2	1・0
膝関節 屈曲	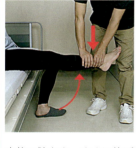 腹臥位で膝を直角になるまで曲げるように指示し、しっかり曲げてもらう。さらに、ふくらはぎに抵抗を加えて観察する	腹臥位で膝を直角になるまで曲げるように指示し、観察する	側臥位で上側の下肢が水平になるように支え、膝をしっかりと伸ばす。膝を曲げるように指示し、全可動域動くか観察する	腹臥位で、下肢をしっかりと伸ばす。膝を曲げるように指示する。このとき、大腿二頭筋の収縮があるかどうかを観察する
膝関節 伸展	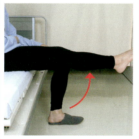 座位で膝をまっすぐに伸ばすように指示し、しっかり伸ばしてもらう。さらに、足首に抵抗を加えて観察する	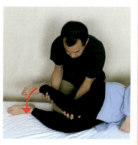 座位で膝をまっすぐに伸ばすように指示し、観察する	側臥位で、上側の下肢が水平になるように支え、膝を90度屈曲位とする。膝を伸ばすように指示し、全可動域動くか観察する	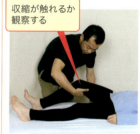 収縮が触れるか観察する 仰臥位で、大腿部背面の大腿四頭筋に触れる。膝を伸ばすように指示し、大腿四頭筋の収縮があるかどうかを観察する

異常時の観察・ケアのポイント

徒手筋力検査では左右を比較して**麻痺**の程度を評価したり、継続した観察で**リハビリテーションの効果**を判定します。異常が出現した場合にはその異常がいつから、どのような変化をしているのかも含めてアセスメントしましょう。

■麻痺の分類

部位による分類				程度による分類	
単麻痺	片麻痺	対麻痺	四肢麻痺	完全麻痺	不完全麻痺（不全麻痺）
一肢のみの麻痺	片側の上下肢の麻痺。顔を含む場合もある	両側の下肢の麻痺	四肢すべての麻痺	全く動かすことができない状態	ある程度は動かすことができる状態

神経系のフィジカルアセスメント

神経系とは[8]

　神経系とは、中枢神経系と末梢神経系から構成される**全身の神経の総称**です。人の生命維持に不可欠な循環や呼吸などを司るだけでなく、五感や動き・記憶など、人が生きていくうえで必要なさまざまな活動のための**情報伝達**や**制御**の役割を担っています。

神経系の解剖

　神経系は、**脳**と**脊髄**からなる**中枢神経系**と、**脳神経**と**脊髄神経**からなる全身に分布する**末梢神経系**の2つに分けられます。

■ 脳の解剖

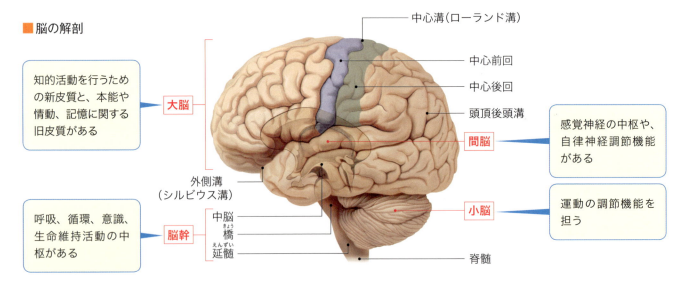

■ 脊髄の解剖

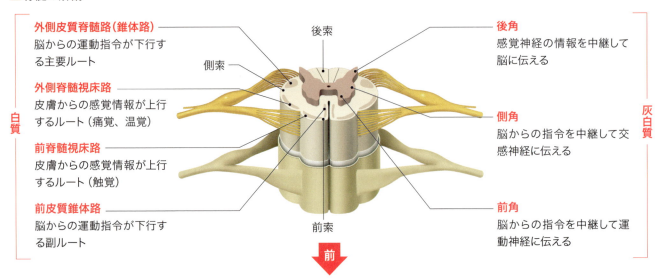

102

■ 脳神経の分類

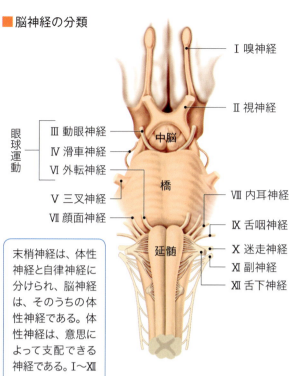

末梢神経は、体性神経と自律神経に分けられ、脳神経は、そのうちの体性神経である。体性神経は、意思によって支配できる神経である。Ⅰ～Ⅻの12対からなる

脳神経		機能
Ⅰ嗅神経	感覚	●嗅覚を中枢に伝達
Ⅱ視神経	感覚	●視覚を中枢に伝達

脳神経		機能
Ⅲ動眼神経	運動	●眼球の上・下・内転、まぶたを開く運動指令を伝達
	自律	●瞳孔縮瞳
Ⅳ滑車神経	運動	●眼球を下外側に向ける運動指令を伝達
Ⅴ三叉神経	感覚	●顔面の知覚を中枢に伝達
	運動	●咀嚼の運動指令を伝達
Ⅵ外転神経	運動	●眼球を外側に向ける運動指令を伝達
Ⅶ顔面神経	運動	●顔面の運動指令を伝達
	感覚	●味覚を中枢に伝達
	自律	●唾液や涙の分泌
Ⅷ内耳神経	感覚	●聴覚、平衡覚を中枢へ伝達
Ⅸ舌咽神経	感覚	●舌、咽頭の知覚を中枢へ伝達、味覚
	運動	●咽頭への運動指令を伝達
	自律	●唾液の分泌
Ⅹ迷走神経	感覚	●外耳道、咽頭、喉頭の知覚を中枢へ伝達、味覚
	運動	●外耳道、咽頭、喉頭への運動指令を伝達
	自律	●内臓機能の調節
Ⅺ副神経	運動	●胸鎖乳突筋、僧帽筋への運動指令を伝達
Ⅻ舌下神経	運動	●舌の運動指令を伝達

■ 脊髄神経の分類

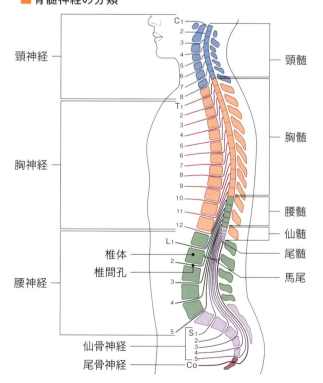

- ●椎骨の椎孔が連結してできる脊柱管の中に脊髄を収納し、保護している
- ●椎間孔から脊髄に出入りする末梢神経を脊髄神経という
- ●脊髄神経には頸神経、胸神経、腰神経、仙骨神経、尾骨神経があり、それぞれの領域を支配する

頸神経叢 (C₁～C₄)	●頸部前外側面の皮膚、舌骨筋群、斜角筋群に分布 ●横隔神経(C₃～C₅)は横隔膜を支配
腕神経叢 (C₅～T₁)	●上肢帯と自由上肢に分布 ●手掌の母指側を正中神経、手掌と手背の小指側を尺骨神経、手背の母指側を橈骨神経が支配
肋間神経 (T₁～T₁₂)	●胸腹壁の筋と皮膚に分布
腰神経叢 (T₁₂～L₄)	●下腹部・鼠径部・大腿の皮膚と筋に分布(大腿神経、閉鎖神経など)
仙骨神経叢 (L₄～S₅)	●下肢の大半の皮膚と筋を支配 ●坐骨神経は脛骨神経と総腓骨神経に分かれる

神経系のしくみとフィジカルアセスメント

末梢神経系は、**体性神経系**と**自律神経系**に分けられます。体性・自律神経系では、さまざまな器官から情報を中枢方向に伝える経路である**求心路**と、中枢から各器官にさまざまな指令を出す**遠心路**という経路が存在します。

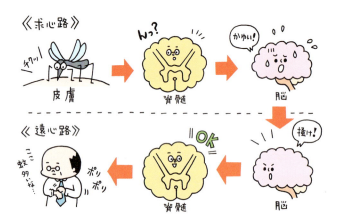

■ 錐体路

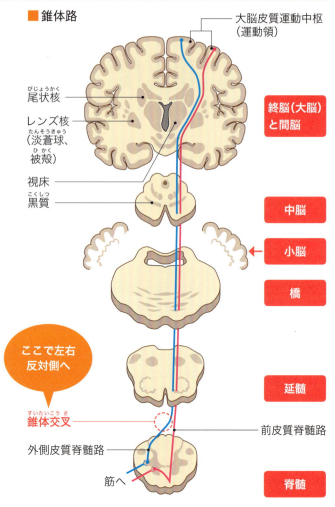

神経系の中心を成すのが脳で、脳が障害されると身体にさまざまな症状が出現するだけでなく、ときに重大な影響を生命に及ぼします。脳に障害があるかどうかを観察する方法が**瞳孔**と**対光反射**の観察です。また、脳や神経の異常を観察するする方法が、**バレー徴候**の有無、**ミンガッツィーニ試験**です。バレー徴候とミンガッツィーニ試験は、**錐体路**（**右図**）といわれる手足や体感に運動命令を与える通り道が障害されると陽性になります。運動麻痺の評価に用いられます。

神経系の観察ポイント

神経系ではたくさんの観察方法がありますが、本書では大きく「**脳と神経系に異常がないかどうか**」の観察に焦点をあてます。

これは、中枢神経系の中心である脳の機能が障害されると生命維持に影響する可能性があるだけでなく、神経系の異常を早期発見できなければ神経細胞が不可逆的に変性してしまい、その後の回復が見込めなくなるリスクも高くなるためです。

そのために、複雑な器具を使用せずなおかつ簡単な検査である、瞳孔の観察および対光反射の観察で、脳の異常の有無を観察します。さらに、脳とその指令を伝える神経系に異常がないかどうかの検査である、バレー徴候、ミンガッツィーニ試験を行います。

■ 神経系の観察ポイントとフィジカルアセスメント

神経系の観察ポイント	実施するフィジカルアセスメント
脳に異常がないか	●瞳孔の観察　●対光反射の観察 ●バイタルサイン（意識）
脳や神経系に異常がないか	●バレー徴候の有無　●ミンガッツィーニ試験

対光反射の観察は脳の異常の有無を簡単に判定することができます。ポケットには常にペンライトを準備しておくとよいでしょう

運動機能評価（バレー徴候、ミンガッツィーニ試験）

運動機能評価のしかた

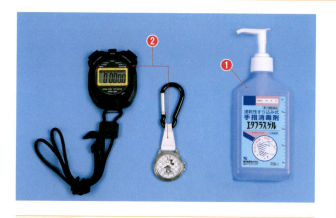

| 必要物品 | ❶アルコール手指消毒薬
❷時計またはストップウォッチ |

1 患者さんに目的や方法を説明して同意を得る。アルコール手指消毒薬で手指消毒を行う。

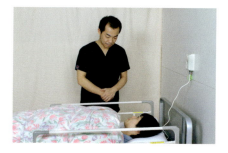

上肢のバレー徴候の観察

1 患者さんを座位にする。

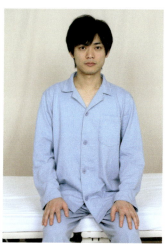

2 患者さんに肘を伸ばし、指をそろえて両手掌を上に向けて両腕を水平に挙上してもらう。

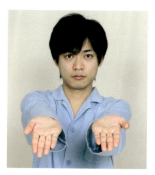

3 目を閉じてもらい、そのまま20秒間待ち、姿勢が保持できるかを観察する。

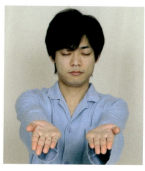

4 患者さんの寝衣や体位、寝具を整える。

5 結果を記録する。

■ 上肢のバレー徴候のアセスメント

上肢のバレー徴候では、手順❸の姿勢を保持できるかどうかを評価します。

陰性	陽性
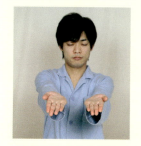	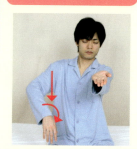
20秒間水平位を保持できる。	「上肢の下降」「前腕の回内」「肘関節の屈曲」が出現する。

※軽度の麻痺では前腕の回内しか出現しないことがありますが、この場合でも上肢のバレー徴候は陽性と判断します。

03 フィジカルアセスメントをマスターしよう／神経系

105

下肢のバレー徴候の観察

1 患者さんを腹臥位にする。

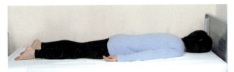

2 両下腿をベッドから **45度** ほど挙上した状態を保持してもらう。このとき、**両下肢どうしが触れないようにする。**

なぜ？ 両下肢が触れてしまうと摩擦が生じて足を支えてしまい、正確な測定ができなくなるため。

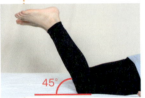 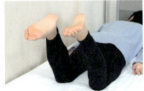

3 そのまま **20秒間** 待ち、**姿勢が保持できるか** を観察する。

4 患者さんの寝衣や体位、寝具を整える。

5 結果を記録する。

■ 下肢のバレー徴候のアセスメント

下肢のバレー徴候では、手順❸の姿勢を保持できるかどうかを評価します。

陰性	陽性
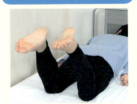	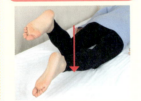
20秒間45度挙上した姿勢を保持できる	「下肢の下降」が出現する

ミンガッツィーニ試験

患者さんが腹臥位をとれず下肢のバレー徴候を観察できない場合には、ミンガッツィーニ試験を行います。

1 患者さんを仰臥位にする。

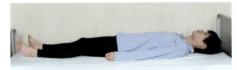

2 股関節と膝関節が **90度** になるように屈曲し、下肢を挙上してもらう。

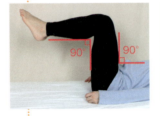 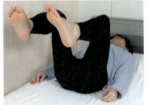

3 そのまま **20秒間** 待ち、**姿勢が保持できるか** を観察する。

4 患者さんの寝衣や体位、寝具を整える。

5 結果を記録する。

■ ミンガッツィーニ試験のアセスメント

ミンガッツィーニ試験では、手順❸の姿勢を保持できるかどうかを評価します。

陰性	陽性
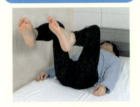	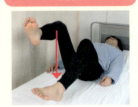
20秒間姿勢を保持できる	「下肢の下降」が出現する

異常時の観察・ケアのポイント

バレー徴候やミンガッツィーニ試験が陽性の場合は錐体路に何らかの障害がある可能性があります。徒手筋力テスト（MMT）を実施して、どこにどの程度の運動障害が生じているのかを詳細に観察しましょう。また継続的に観察を続けて、その変化を把握することも重要です。

瞳孔の観察

眼の解剖と対光反射の経路

瞳孔は**虹彩の間にある小さな孔**のことをいい、眼に光が入る入り口になっています。瞳孔の大きさは瞳孔括約筋と瞳孔散大筋のはたらきによって調節され、**暗い場所では大きく、明るい場所では小さくなります**。

■ 眼の解剖

（強膜、脈絡膜、網膜、硝子体、虹彩、瞳孔括約筋、瞳孔、角膜、瞳孔散大筋、毛様体小帯、毛様体、水晶体、視神経）

■ 正面から見た眼の外観

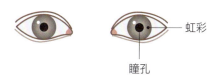

虹彩／瞳孔

■ 対光反射の経路

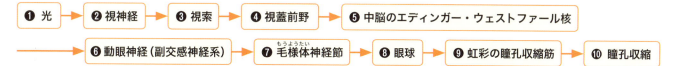

❶ 光 → ❷ 視神経 → ❸ 視索 → ❹ 視蓋前野 → ❺ 中脳のエディンガー・ウェストファール核 → ❻ 動眼神経（副交感神経系）→ ❼ 毛様体神経節 → ❽ 眼球 → ❾ 虹彩の瞳孔収縮筋 → ❿ 瞳孔収縮

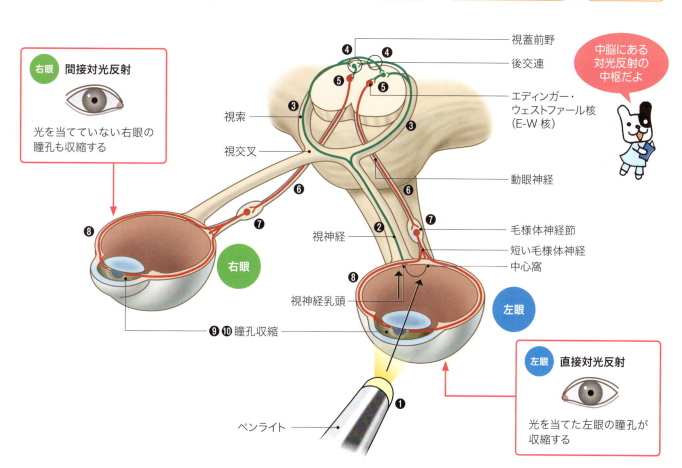

右眼　間接対光反射
光を当てていない右眼の瞳孔も収縮する

左眼　直接対光反射
光を当てた左眼の瞳孔が収縮する

中脳にある対光反射の中枢だよ

瞳孔の観察（瞳孔径の計測）、対光反射の観察のしかた

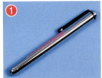
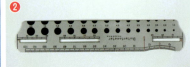
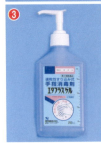

必要物品
1 ペンライト
2 瞳孔計
3 アルコール手指消毒薬

1 患者さんに目的や方法などを説明し、同意を得る。アルコール手指消毒薬で手指消毒を行う。
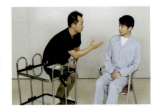

2 眼球の位置を確認する。瞳孔（虹彩）が**左右同じ位置にあるか、片方に偏っていたりしないか**観察する。
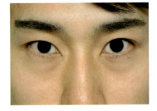

3 瞳孔計を用いて左右の瞳孔の大きさを測定する。測定を行う際には、明るすぎず暗すぎない部屋で、**両眼の光の当たりかたに差が出ないよう**に行う。
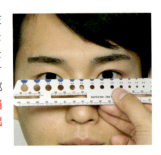

4 ペンライトを点灯し、十分な光量があるかを確認する。
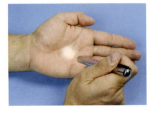

5 患者さんに**まっすぐ遠方を見てもらい**、少しまぶしくなることを伝える。

6 ペンライトの光を眼の**外側から瞳孔に当て、正面へゆっくりと移動させる**。このとき、光を当てたほうの瞳孔の大きさに変化があるかを観察する（**直接対光反射**）。
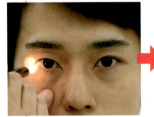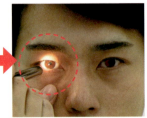

7 もう1度ペンライトの光を眼の**外側から瞳孔に当て、正面へゆっくりと移動させる**。このとき、光を当てたほうと反対側の瞳孔の大きさに変化があるかを観察する（**間接対光反射**）。また、瞳孔の大きさに左右差がないか観察する。
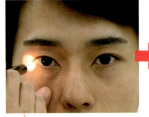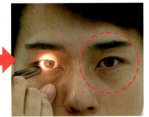

■ 直接対光反射と間接対光反射

直接対光反射
光を直接入れた眼の瞳孔が収縮する
［直接対光反射（＋）］

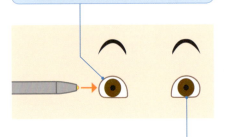

間接対光反射
光を入れていない側の眼の瞳孔も収縮する
［間接対光反射（＋）］

8 反対側の眼で手順 5〜7 を行う。

9 患者さんの寝衣や体位、寝具を整える。

10 結果を記録する。

> 開眼している時間が長いと患者さんに苦痛なので、ときどき瞬きをしてもらいましょう

瞳孔のアセスメント

直接対光反射や間接対光反射が左右とも消失している場合は、**脳幹部に重大な障害**が生じている可能性があります。また、対光反射に明らかな左右差がある場合には**動眼神経**に何らかの問題がある可能性があります。

瞳孔の大きさが異なる場合には頭蓋内圧亢進による**脳ヘルニア**が疑われ、緊急の処置が必要です。瞳孔が散大し対光反射も消失している場合には、**脳幹の機能が失われている**ことを意味します。

■ 瞳孔の大きさの正常と異常

正常	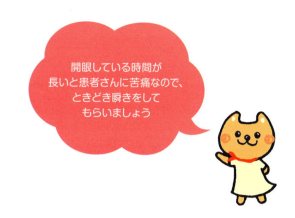	● 瞳孔径は約 2.5〜4mm ● 正円で左右が同じ大きさ
縮瞳		● 瞳孔径 2mm 以下 ➡ **2mm 程度**：CO_2 ナルコーシス、脳ヘルニアの初期、有機リン毒が疑われる ➡ **1mm 程度**：橋出血、モルヒネ塩酸塩水和物など麻薬中毒が疑われる
散瞳		● 瞳孔径が 5mm 以上 ➡ 低血糖、低酸素状態、鉤ヘルニア、アトロピン、アンフェタミンなどの薬物中毒、脳ヘルニアの非代償期が疑われる
瞳孔不同		● 左右差が **0.5**mm 以上 ➡ 脳ヘルニア

※脳ヘルニアの初期には、縮瞳、散瞳ともにみられる。

冷水育 著, 阿部幸恵 編著：意識障害, プチナース BOOKS 症状別 病態生理とフィジカルアセスメント. 照林社, 東京, 2015：151 より引用

■ 眼球の位置と脳の障害部位

共同偏視	内下方への偏位	正中位で固定	健側への共同偏視
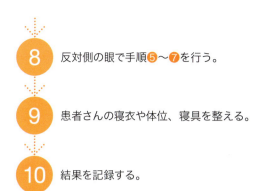			
● 被殻出血 ● 瞳孔の大きさは正常 ● 視野障害	● 視床出血 ● 縮瞳がみられる ● 対光反射は減弱または消失	● 橋出血 ● 著しい縮瞳がみられる ● 対光反射あり	● 小脳出血 ● 縮瞳 ● 対光反射あり

冷水育 著, 阿部幸恵 編著：意識障害, プチナース BOOKS 症状別 病態生理とフィジカルアセスメント. 照林社, 東京, 2015：150 より引用

異常時の観察・ケアのポイント

瞳孔径や対光反射の異常は脳・神経系の機能障害が原因で起こります。異常が出現したらすぐに生命維持に問題がないか、意識レベルや血圧などのバイタルサイン測定を行います。

フィジカルアセスメントの報告のしかた、記録の書きかた

P.57～58 のバイタルサインの報告のしかた、記録の書きかたに準じます。ここでは、報告のポイントと事例を取り上げます。

フィジカルアセスメントの報告のポイント

■ フィジカルアセスメントの報告のポイント

| 報告するタイミング | ① フィジカルアセスメントの実施後患者さんの状態が変化（悪化）していると判断した場合 | ② フィジカルアセスメントの実施後アセスメントに自信がない場合や十分にできない場合 | ③ 患者さんの状態が落ち着いている場合には、まとめて報告する |

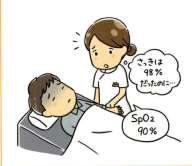

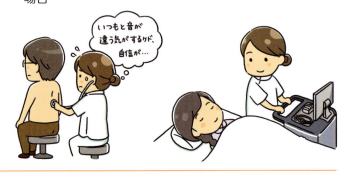

| 報告する内容 | ① フィジカルイグザミネーションの結果などの事実 | ② 「フィジカルイグザミネーションの結果などの事実」をアセスメントした結果 |

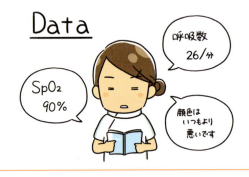

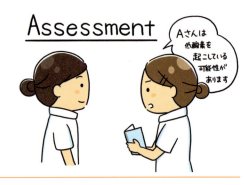

報告の実際

1. 緊急なのか相談なのか報告なのか、報告内容の概要を伝える
2. 患者さんの名前、部屋番号を伝える
3. 最も優先順位の高い情報（異常な情報）から伝える
4. ❸で伝えた内容をどのようにアセスメントしたのか、どのように実践（ケア）につなげたのかを伝える
5. すべての報告が終わったら「以上です」と締めくくる

> フィジカルイグザミネーションの結果だけでなく、アセスメントの内容も報告することが重要です

事例でわかるフィジカルアセスメントの報告のしかた

■測定値が異常な場合の例

報告のしかた	ポイント
707号室のなかむらみつひろさんについて報告します。	●患者間違えを防ぐために患者さんの名前は**フルネーム**で、さらに間違え防止のために**病室番号**も伝える。次に、伝えたい内容が**報告**なのか、**連絡**なのか、**相談**なのかを明確にする。
先ほど15時45分にベッドサイドに伺ったところ、「毎日午前中に便が出るが今日はまだなので困った」とおっしゃっていました。	●**いつ**の情報なのかを伝える。**午前・午後**もわかるように伝える。
問診したところ、自発的な腹痛や、腹部膨満感はないとのことでした。 事前の電子カルテからの情報収集によると、昨日までは毎日普通便が出ていました。	●ただ「患者さんが困っている」というだけでなく、**患者さんに侵襲性のない問診**や**電子カルテ**から、さらに情報収集を行う。
以上のことから、便秘の可能性が考えられますが、さらに情報収集が必要であると考えました。 なかむらさんに腹部の聴診で腸蠕動音を、さらに、腹部の触診と打診で圧痛の有無やガスの貯留についてフィジカルアセスメントを実施したいと考えていますが、よろしいでしょうか。	●侵襲性のあるフィジカルアセスメントの実施が必要な場合、その**理由と内容**を指導者に伝えて**許可を得る**。
<フィジカルアセスメントの実施>	
707号室のなかむらみつひろさんについて報告します。	
腹部を聴診したところ、腸蠕動音が聴取されました。 腹部の触診では、圧痛はなく、便塊のような固いものに触れることもありませんでした。 腹部の打診では、腹部全体に鼓音が聞かれました。 患者さんは、なんだか便が出そうだからトイレに行ってくるよと、今トイレに入っています。	●まずは得られた情報を**簡潔に**伝える。
以上のことから、便秘の徴候はないと判断します。 患者さんがトイレから戻られたら、排便の有無を確認して報告します。	●得られた情報だけでなく、**アセスメント結果**についても伝える。また、**次にどう行動するか**も伝える。
報告は以上です。	●報告が**終わりであること**をきちんと伝える。

略語一覧

* 【PaO₂】partial pressure of oxygen：動脈血酸素分圧
* 【SpO₂】saturation of percutaneous oxygen：経皮的動脈血酸素飽和度

参考文献

1. 医療情報科学研究所 編：フィジカルアセスメントがみえる．メディックメディア，東京，2015：88-173, 315-331.
2. 阿部幸恵 編著：症状別 病態生理とフィジカルアセスメント．照林社，東京，2015：85-112, 151-160.
3. 山内豊明：フィジカルアセスメントガイドブック─目と手と耳でここまでわかる 第2版．医学書院，東京，2011：170-185.
4. 和田攻他 編：看護大事典 第2版．医学書院，東京，2010：1079.
5. 和田攻他 編：看護大事典 第2版．医学書院，東京，2010：503.
6. 長尾大志：【変化を見抜く！必聴診テクニック その聴診、本当に"聴けて"いる？】〈Part 1〉呼吸の正しい聴き方は"たった4つ"．エキスパートナース 2014；30（11）：13-20.
7. 和田攻他 編：看護大事典 第2版．医学書院，東京，2010：1853.
8. 和田攻他 編：看護大事典 第2版．医学書院，東京，2010：1521.

資料1 バイタルサイン数値のまとめ

バイタルサインの基準値一覧

	腋窩温（℃）	脈拍（回/分）	呼吸（回/分）	血圧（mmHg）	
				収縮期血圧	拡張期血圧
新生児	36.5～37.5	120～140	40～50	60～80	30～50
乳児		100～120	30～40	80～90	60
幼児		90～110	20～30	90～100	60～65
学童		80～90	18～20	100～120	60～70
成人	36.0～37.0	60～90	16～20	110～130	60～80
高齢者		50～70		110～140	60～90

バイタルサインの異常の目安

	発熱（℃）	徐脈（回/分）	頻脈（回/分）	徐呼吸（回/分）	頻呼吸（回/分）	高血圧（mmHg）
新生児	37.5以上	90以下	200以上	——	——	——
乳児						収縮期血圧120以上 または 拡張期血圧70以上
幼児						
学童		80以下	140～160 以上			収縮期血圧130～135以上 または 拡張期血圧80以上
成人	37.0～38.0 以上	60以下	100以上	12以下	24以上	収縮期血圧140以上 または 拡張期血圧90以上
高齢者						収縮期血圧160以上 または 拡張期血圧90以上

状態・疾患・経過別 必要なフィジカルアセスメントと根拠

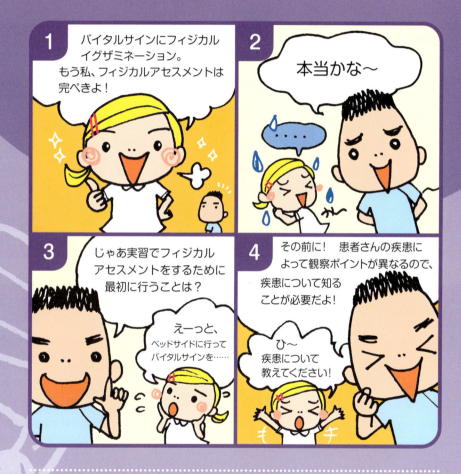

本項は、各疾患の情報収集のためのフィジカルアセスメントを重視した内容となっています。各疾患ごとにフィジカルアセスメントで得られる以外に必要な情報もありますので、他のテキストで確認しながら情報収集をすすめてください。

Rink は観察ポイントの具体的な観察方法やアセスメントが掲載されているページを示しています。

CONTENTS

急性心不全（AHF）・慢性心不全（CHF）	P.114
高血圧（HTN、HT、HBP）	P.118
脳出血・脳梗塞	P.120
慢性閉塞性肺疾患（COPD）	P.122
肺炎	P.124
腸閉塞・イレウス	P.126
肝機能障害	P.128
腎不全	P.130
糖尿病	P.132
大腿骨頸部骨折／大腿骨転子部骨折	P.134
ベッド上安静の患者さん	P.136

急性心不全（AHF*）・慢性心不全（CHF*）[1,2,3,12]

急性心不全・慢性心不全の基礎知識

どんな病気？　原因は？

心臓は全身に血液を送るためのポンプです。このポンプの機能が低下して全身の臓器や細胞に**十分な量の血液を送り出せなくなった状態**のことを**心不全**といいます。ポンプ機能が数時間から数日で急激に悪化した状態を**急性心不全**または**慢性心不全の急性増悪**といい、数か月から数年単位でゆっくり悪化した状態を**慢性心不全**といいます。

心臓の筋肉である心筋が壊れてしまう**心筋梗塞**や**心筋症**、血液を正しく送り出すために必要な弁が障害される**弁膜症**、さらに、血液を送り出すリズムの障害である**不整脈**や**高血圧**などが原因となって心不全が発症したり悪化したりします。

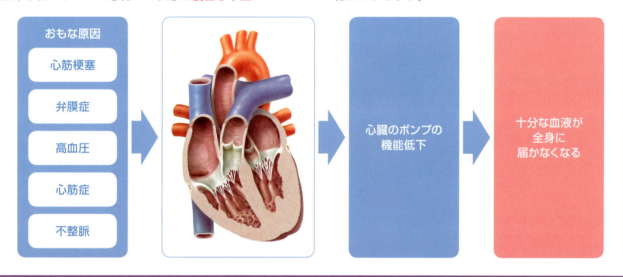

おもな原因：心筋梗塞／弁膜症／高血圧／心筋症／不整脈　→　心臓のポンプの機能低下　→　十分な血液が全身に届かなくなる

心不全の症状は？

心臓の役割は左心（左心室と左心房）と右心（右心室と右心房）で異なるため、心不全は**左心不全**と**右心不全**に分けられます。左心不全と右心不全では症状が大きく異なりますが、心不全の**多くは左右両方の機能が低下した状態**です。心不全の症状は、急性心不全では急激に、慢性心不全ではゆっくりと継続的に出現します。症状の詳細は**P.115**参照。

「うっ滞」「うっ血」とは？

心不全では、**うっ滞・うっ血**といわれる病態が特徴です。うっ滞とは何らかの**液体成分の貯留量が増加した状態**をいい、**血液の場合**にはうっ血といいます。心不全ではうっ血が原因でさまざまな症状が現れます。

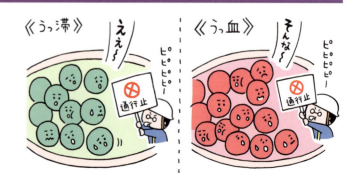

114

■右心不全と左心不全の症状と病態

右心不全

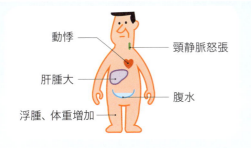

右心不全の原因：心臓右側のポンプ機能の低下

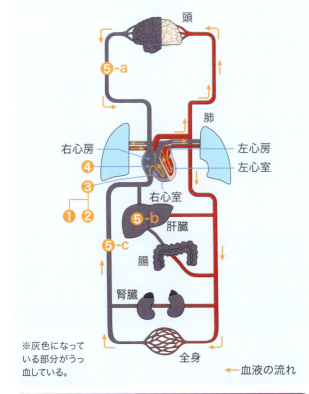

※灰色になっている部分がうっ血している。　←血液の流れ

右心不全の病態

❶肺に血液を送り出す右心室のポンプ機能が低下し、1回の心拍で肺に送り出すことができる血液量(=1回心拍出量が低下する)
❷肺にたくさん血液を送り出すために心拍数が増加する（→**動悸**）
❸右心室にうっ血が起こる
❹右心房にもうっ血が起こる
❺-a 頭部から右心房に戻ってこようとする血液もうっ血を起こす（→**頸静脈怒張**）
❺-b 各臓器から右心房に戻ってこようとする血液もうっ血を起こす（→**肝腫大**）
❺-c 全身の静脈から右心房に戻ろうとする血液もうっ血を起こす（→**浮腫や腹水、体重増加**）

左心不全

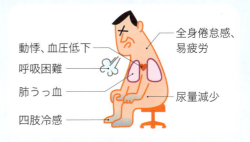

左心不全の原因：心臓左側のポンプ機能の低下

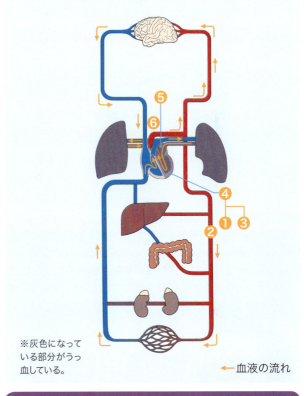

※灰色になっている部分がうっ血している。　←血液の流れ

左心不全の病態

❶全身に血液を送り出す左心室のポンプ機能が低下し、1回の心拍で全身に送り出すことができる血液量(=1回心拍出量)が低下する（→**血圧低下**）
❷主要臓器に必要な血液が足りなくなる（→**全身倦怠感、易疲労、四肢冷感、尿量減少**）
❸全身にたくさん血液を送り出すために心拍数が増加する（→**動悸**）
❹左心室にうっ血が起こる
❺左心房にもうっ血が起こる
❻肺から左心房に戻ってこようとする血液もうっ血し、肺もうっ血を起こす（→**粗い断続性副雑音、呼吸困難**）

観察ポイント・フィジカルアセスメントと根拠

慢性心不全の観察ポイント・フィジカルアセスメントと根拠

●持続する呼吸困難

観察ポイント	□呼吸　□SpO₂　□呼吸音　□呼吸困難・チアノーゼ　□睡眠状態

　心機能の低下により肺にうっ血が起こり慢性的な**呼吸困難**が出現します。軽度では労作時に**労作性呼吸困難**が出現し、重度では安静時にも呼吸困難が出現し日常生活動作に支障をきたします。そこで、慢性心不全の患者さんでは呼吸困難に注目して観察します。

　バイタルサイン測定時には**呼吸数**や**呼吸音**、**SpO₂**＊を観察します。さらに、**呼吸困難**や**チアノーゼの有無**など呼吸に関連する項目も観察します。呼吸音の聴診では、「粗い断続性副雑音」という肺うっ血によって末梢気道や肺胞に液体が存在するときに生じる特徴的な副雑音が聴取されます。

　心不全では静脈還流の増加によって肺うっ血がさらに増強するために、**臥床していると呼吸困難が増強しやすくなります**。特に**睡眠時**は呼吸困難（**発作性夜間呼吸困難**）が起こりやすく、睡眠を妨げる要因にもなります。睡眠状況を確認して、あまり睡眠をとれていないようであれば**睡眠中の呼吸状態**も観察しましょう。

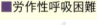
■労作性呼吸困難

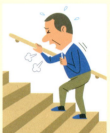

■心不全による呼吸困難と体位

臥床している場合

座位や立位のときに比べて下肢の静脈が拡張しないために、心臓に戻ってこようとする血液の量が増加して（静脈還流量の増加）肺うっ血が増強し、呼吸困難が強くなる。

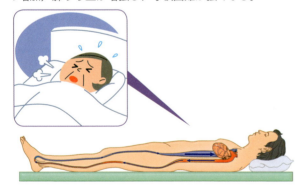

座位の場合

座位では下半身の静脈が拡張して一時的に静脈血をためるプールの役目をするために静脈還流量が減り、心臓や肺の負担が少なくなる。さらに、上半身を起こすことで重力の影響で横隔膜が下がりやすくなり、呼吸がしやすくなる。

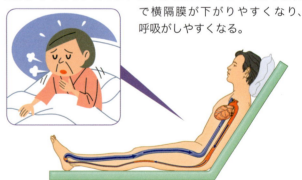

●易疲労感・倦怠感

観察ポイント	□だるさ・疲労感

　心拍出量低下により全身の筋肉で必要な栄養や酸素が十分に供給されなくなることから、じっとしていても**だるさ**を感じたり、普段は何ともない体動でも**すぐに疲れてしまいます**。

●浮腫

観察ポイント	□ 浮腫　□ 水分出納(すいとう)

　右心機能の低下によって静脈還流の低下やうっ血が起こり、**浮腫**が出現します。浮腫は慢性心不全で起こりやすい**体液の増加**を知るよい指標となります。浮腫は**四肢末梢**に出現しやすいので、四肢に浮腫はないか、浮腫がある場合にはどの程度か、浮腫が増強していないかを継続して観察します。慢性心不全では体内に体液が貯留しやすいため、体に取り込まれた**水分がきちんと体外に排出されているか**を観察することも必要です。**水分摂取など体に入った水分の量と、尿などの体の外に出た水分量を比較**(水分出納の確認)します。尿量を測定していない場合は、体重など代わりの指標で観察します。

■水分出納と浮腫

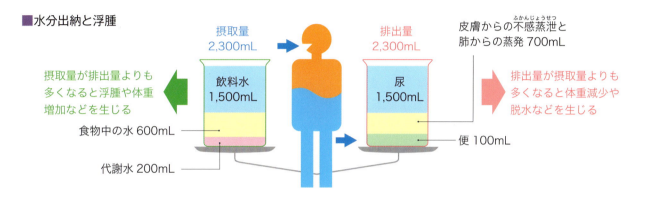

●運動耐容能の低下

観察ポイント	□ ADL・ADLにかかる時間　□ 呼吸困難　□ だるさ・疲労感

　運動耐容能(うんどうたいようのう)とは、その人がどのくらいの運動に耐えられるかの限界のことです。心不全の症状である呼吸困難や倦怠感・易疲労感が重なり、患者さんには運動耐容能の低下が起こります。運動耐容能の低下は**ADL*の低下**の原因になるので、もともとの生活と比較してADLやその動作にかかる時間などにどのような変化があったのか観察します。さらに、運動耐容能に影響しやすい呼吸困難や易疲労感・倦怠感も観察します。

急性心不全の観察ポイント・フィジカルアセスメントと根拠

慢性心不全の観察ポイントに加えて、下記のポイントを観察します。

●心原性ショック、意識消失

観察ポイント	□ バイタルサイン　□ 意識レベル　□ 尿量

　心不全が急激に進行すると心機能が低下して血圧を維持することができなくなり、**血圧低下**や**意識レベルの低下**、**尿量減少**が起こります。こまめにバイタルサインや意識レベルを観察しましょう。

Rink　浮腫 P.79　意識レベル P.43

高血圧 (HTN*、HT*、HBP*)

高血圧の基礎知識

どんな病気？ 原因は？[13,14]

高血圧とは、血圧が基準値よりも**高値**である状態をいいます。家庭で測定する血圧と病院や施設で測定する血圧を比較すると、病院や施設で測るほうが高値を示すことが知られており、高血圧の基準値は病院または施設での測定値と家庭での測定値で異なります（**右図**）。

また、高血圧の重症度によって、Ⅰ～Ⅲ度に分けられます（**P.41 表**参照）。

高血圧のおもな原因は**食塩の過剰摂取**と**肥満**です。食塩を摂り過ぎると、血管内の**ナトリウム濃度が上昇**し、この濃度を下げるために血管の外から大量の水分を血管内に引き寄せます。この**水分の増加**（循環血液量の増加）によって血圧が上昇します。

肥満の患者さんは必要以上に食べ過ぎてしまうことで食塩の摂取量も増えてしまい、血圧が上昇します。

■高血圧となる血圧値

病院・施設	家庭
収縮期血圧 140mmHg 以上 かつ／または 拡張期血圧 90mmHg 以上	収縮期血圧 135mmHg 以上 かつ／または 拡張期血圧 85mmHg 以上

■高血圧の原因

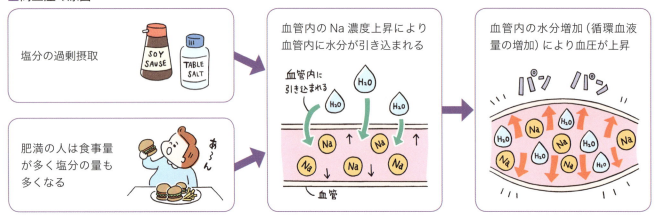

高血圧の症状は？

通常、高血圧では患者さんの自覚症状はほとんどありません。ただし、高血圧は**脳血管疾患**（脳梗塞、脳出血、くも膜下出血など）や、**循環器疾患**（冠動脈疾患、心肥大、心不全など）等の原因となることが明らかになっており、これらの疾患が発症することで脳血管疾患や循環器疾患の症状が出現する場合があります。

■循環器疾患の自覚症状

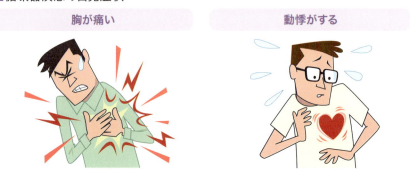

■脳血管疾患の自覚症状

| 手足が動かない・動きが悪い | 目が見えない | ろれつが回らない、言葉が出ない |

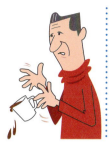
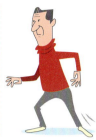
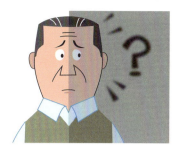

| 頭が痛い | 意識レベルの低下 |

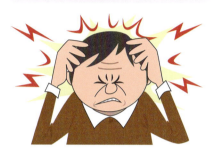
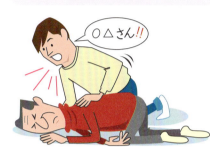

> これらの症状が出現した場合は、すぐに医師に報告する必要があります

観察ポイント・フィジカルアセスメントの根拠

高血圧の観察ポイント・フィジカルアセスメントと根拠

●定期的な血圧測定

観察ポイント □血圧

　高血圧は**生活習慣の改善**や**薬物療法**で治療を行います。これらによって**血圧がどのように変化しているのか**を定期的な血圧測定で把握し、その効果をアセスメントします。
　日ごとの変化を正確に把握するためには、**毎日同じ時間**に測定します。
　また、血圧は1日のなかでもさまざまな要因で変化するので、1日に複数回測定することで**日内変動**を把握することができます。

●高血圧が原因となる疾患の症状観察

観察ポイント □脳血管疾患の症状（**上図**）　□循環器疾患の症状（**P.118 下図**）

　高血圧による自覚症状はほとんどありませんが、高血圧が原因となって発症する脳血管疾患や循環器疾患による症状が出現することがあるため、定期的に観察しましょう。

Rink 血圧 P.30

脳出血・脳梗塞 [4,5]

脳出血・脳梗塞の基礎知識

どんな病気？　原因は？

脳出血　脳出血は**脳の動脈が壊れることで脳実質内に出血が生じる**疾患で、脳内出血ともいわれます。おもな原因は**高血圧**です。出血が血の塊になって**血腫**ができて、周囲の脳組織に障害を生じます。

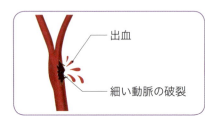

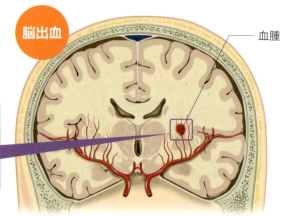

脳梗塞　脳梗塞は**脳の動脈が閉塞して血液が流れなくなること**で、その血管から栄養や酸素をもらっていた脳組織が死んでしまう病気です。脳血管の内側が狭くなって閉塞してしまう**脳血栓**と、脳以外の場所でできた血栓が脳動脈に入り込んで詰まらせてしまう**脳塞栓**の2つがおもな原因です。脳梗塞は再発率が高いのも特徴です。

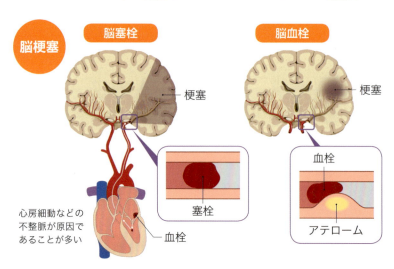

脳出血・脳梗塞の症状は？

急性期では、脳出血や脳梗塞の部位によって**運動麻痺、失語、構音障害などの神経脱落症状**が生じます。合併症として梗塞や血腫の周囲に脳浮腫が生じたり、脳浮腫によって頭蓋内圧が亢進することがあります。頭蓋内圧亢進では、**意識障害**や**頭痛、嘔気・嘔吐、けいれん発作**などが出現します。

慢性期では急性期の際に生じた運動麻痺や失語、構音障害などの症状が残り、それらによる日常生活行動への影響から**廃用症候群**（P.121参照）などの症状が現れます。

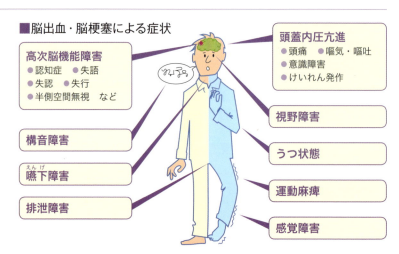

■脳出血・脳梗塞による症状

■廃用症候群の症状

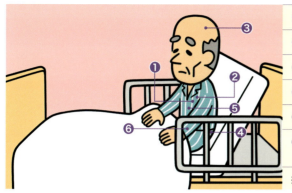

❶循環器系	●起立性低血圧 ●静脈血栓症 など	
❷呼吸器系	●肺活量の低下 ●沈下性肺炎 など	
❸神経系	●うつ ●認知症 など	
❹皮膚	●褥瘡 など	
❺消化器系	●嚥下障害 ●食欲低下 ●便秘 など	
❻筋骨格系	●筋力低下 ●筋萎縮 ●骨萎縮 ●拘縮 など	

※これらの症状は、複雑に影響し合った状態で出現する

廃用症候群は必要以上の安静も原因となります。予防のためには活動性を高める援助を行います

観察ポイント・フィジカルアセスメントと根拠

急性期の観察ポイント・フィジカルアセスメントと根拠

●梗塞部位・出血部位の拡大による症状、頭蓋内圧亢進症状

観察ポイント ☐バイタルサイン ☐意識レベル（JCS*・GCS*） ☐瞳孔の観察、対光反射 ☐MMT* ☐ROM*

梗塞や出血が進行すると**意識レベルの低下**や**血圧の上昇、瞳孔不同や対光反射の消失、MMTやROMの変化**などが出現します。これらの症状が出現した場合には生命に重大な危険が生じる可能性があります。こまめに観察を行って、梗塞や出血の進行がないことを確認しましょう。

脳出血では**血圧が高いと再出血するリスクが高くなる**ため、厳重な血圧コントロールが必要です。血圧が医師の指示どおりの範囲にあるかどうかもこまめに観察します。

慢性期の観察ポイント・フィジカルアセスメントと根拠

●再梗塞・再出血の出現

観察ポイント ☐バイタルサイン ☐意識レベル（JCS・GCS） ☐瞳孔の観察、対光反射 ☐MMT ☐ROM

急性期ほどこまめな測定は不要ですが、脳梗塞は**再発率が高い**ので再梗塞による症状の悪化を見逃さないことが重要です。さらに慢性期ではADLをどのように拡大するかがアセスメントの大切なポイントです。急性期で出現した症状を中心にMMTやROMなども観察してできる動作とできない動作を明確にして、自立した日常生活行動がとれるように援助計画に役立てましょう。

●廃用症候群の予防

観察ポイント ☐リハビリテーションに対する意欲の有無 ☐MMT ☐ROM ☐うつ状態・認知症症状

突然の運動麻痺や構音障害の出現によって将来を悲観したり、日常生活への意欲が薄れ**活動性の低下やうつ状態、廃用症候群**が出現することがあります。MMTやROMなどの変化だけでなく、長期にわたるリハビリテーションに対する**意欲の変化**や**精神活動**に注目することも大切です。

Rink 意識レベル P.43　瞳孔の観察・対光反射 P.108　MMT P.98　ROM P.93

慢性閉塞性肺疾患（COPD）[1,6]

COPDの基礎知識

どんな病気？ 原因は？

慢性閉塞性肺疾患（COPD*）とは、タバコなどの有害物質を長期間吸入することが原因で肺に炎症を起こす疾患です。口から肺の間の**空気の通り道が狭まって空気の流れが制限**され、これによる症状は**治療しても進行が止まることはなく完全に治癒することもありません**。

COPDはなかなか消えない咳嗽や喀痰などの**風邪のような症状**から始まり慢性的な経過をたどります。COPD患者でこれらの症状が急激に悪化した状態をCOPDの**急性増悪**といいます。

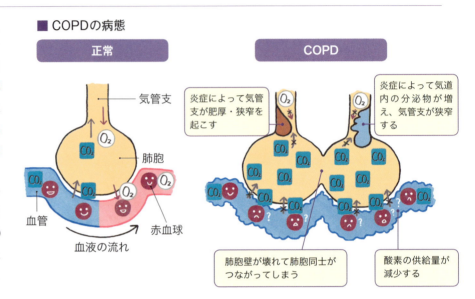

■ COPDの病態

COPDの症状は？

COPDは肺炎や心不全などをきっかけに急性増悪を起こします。急性増悪では、**呼吸困難や咳嗽・喘鳴、喀痰の急激な増加**が起こります。

慢性期のCOPDのおもな症状は、慢性の咳嗽や喀痰、体を動かしたときの呼吸困難（**労作性呼吸困難**）です。病気が長期にわたって進行すると常に呼吸困難が継続するようになり、**口すぼめ呼吸**や**呼気の延長**、**胸鎖乳突筋の肥厚**、**ビア樽状胸郭**などのCOPDに特徴的な変化が出現します。また、COPDによって肺の血管が壊れたり、低酸素血症によって肺の血管が収縮を起こすと肺の血管抵抗が増加して、肺に血液を送り出す心臓の負担が大きくなり、**肺性心**という右心不全の状態になります。肺性心では**浮腫**や**頸静脈の怒張**が出現します。さらに、日常生活が制限されることによるストレスからうつ状態などの**精神症状、食欲低下**や**睡眠障害**などが出現することもあります。

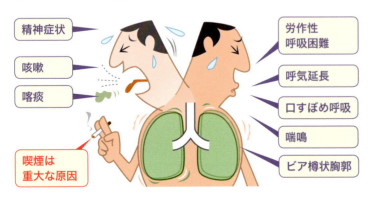

■ COPDのおもな症状

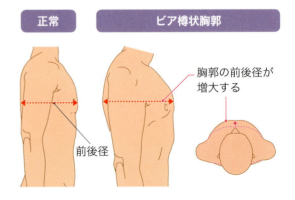

■ ビア樽状胸郭

観察ポイント・フィジカルアセスメントと根拠

急性増悪時の観察ポイント・フィジカルアセスメントと根拠

●呼吸状態

観察ポイント	☐ バイタルサイン ☐ 呼吸 ☐ SpO₂ ☐ 呼吸困難 ☐ 喀痰 ☐ 咳嗽・喘鳴

急性増悪時には呼吸状態の悪化による生命の危機が生じます。呼吸状態をこまめに観察して、生命に危機が生じていないかどうかをアセスメントしましょう。

慢性期の観察ポイント・フィジカルアセスメントと根拠

●日常生活での呼吸状態

観察ポイント	☐ 呼吸 ☐ SpO₂ ☐ 呼吸困難 ☐ 喀痰 ☐ 咳嗽・喘鳴

COPD は進行性で常に呼吸状態が不安定です。体を動かす前後に呼吸状態を観察して運動強度やタイミング、方法が適切であったかをアセスメントしましょう。

●栄養状態

観察ポイント	☐ 体重 ☐ 食事量 ☐ 血液検査データ（血清アルブミン、血清総タンパクなど） ☐ 浮腫

COPD の患者さんは、呼吸筋を一生懸命動かして十分でない肺の機能を補おうとするので、呼吸の際には健康な人よりも**たくさんのエネルギーを消費**します。しかし、呼吸困難による食欲不振のために、呼吸で消費したエネルギーを十分に摂取できない場合があります。そのために**体重**や**食事量**、**血清アルブミン**を観察して栄養状態をアセスメントしましょう。また低アルブミンと肺性心によって出現する**浮腫**も観察しましょう。

●精神状態

観察ポイント	☐ 言動 ☐ 表情 ☐ 活気 ☐ 活動性 ☐ 睡眠状況

COPD が進行すると呼吸困難が常に起こるようになります。普段何気なく行っている呼吸が常に苦しい状態になることで**死への恐怖**を意識するようになり、日常生活行動への意欲を低下させます。患者さんの言動や睡眠状況を観察して、**抑うつ状態**が出現してないかどうかをアセスメントしましょう。

Rink　呼吸 P.24　SpO₂ P.72　浮腫 P.79

04

状態・疾患・経過別　必要なフィジカルアセスメントと根拠

肺炎 9、10

肺炎の基礎知識

どんな病気？ 原因は？ 症状は？

　肺炎は**肺に炎症を起こす疾患の総称**で、おもに**微生物への感染**が原因で起こります。肺炎は死亡原因でも上位の疾患です。

　発症初期は**感冒のような症状**から始まります。悪寒を伴った**高熱**や気道の炎症によって増加した分泌物による**喀痰**とその刺激による**咳嗽**、肺によるガス交換がうまくいかないことによる**呼吸困難**が出現します。

　高齢者では高熱による**脱水**や**意識レベルの低下**のために**全身倦怠感**や**食欲不振**のみを訴え、発熱などの症状がみられないことがあります。

　急性期ではこれらの症状が強く出現しますが、治療とともに軽減していきます。

　ここでは、臨床でよく出合う、**細菌性肺炎**、**間質性肺炎**、**誤嚥性肺炎**を取り上げます。

※『成人肺炎診療ガイドライン2017』（日本呼吸器学会 成人肺炎診療ガイドライン2017作成委員会）では新しい肺炎の分類が示されていますが、本書では看護師の視点でより理解しやすい「疾患別」に示します。

■肺炎のおもな症状

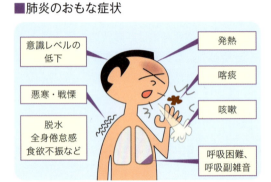

細菌性肺炎

　肺炎球菌などの**細菌が原因**で発症する肺炎です。原因となる菌によって特徴が異なります（**下表**）。

■細菌性肺炎の原因菌と特徴

原因菌	肺炎球菌	インフルエンザ菌	肺炎桿菌	黄色ブドウ球菌	緑膿菌
特徴	●高熱 ●赤さび色の喀痰	●小児に多い ●膿性の喀痰 ●中耳炎や副鼻腔炎を併発することが多い	●肺の大葉（上葉または中葉または下葉）全体に肺炎を起こすことが多く、症状が急激に現れ、より重篤となりやすい	●肺膿瘍や膿胸を併発しやすい	●緑色の喀痰 ●肺膿瘍や膿胸を併発しやすい

間質性肺炎

　肺胞を支える組織である**間質に炎症**が起こる肺炎です。

　間質に炎症が起こると線維化が起こり、肺が硬くなります。肺が硬くなって膨張したり収縮したりしにくくなるため**肺活量が低下**し、**呼吸困難**や**労作性呼吸困難**が出現しやすくなります。

　呼吸困難のほかに、痰を伴わない咳である**乾性咳嗽**、呼吸音聴診では**細かい断続性副雑音（捻髪音）**が特徴的な症状です。

■間質性肺炎の特徴

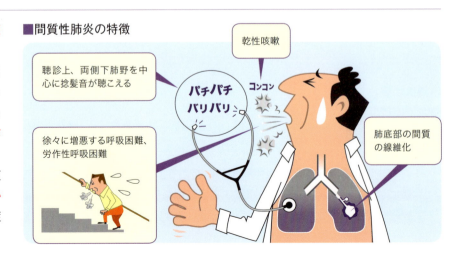

誤嚥性肺炎

食物などが気管内に入り込んでしまう**誤嚥が原因**で発症する肺炎です。

誤嚥性肺炎は左肺よりも**右肺**に発症しやすく、再発しやすいという特徴があります。

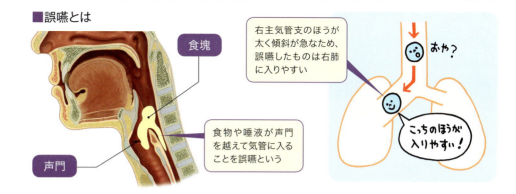

■誤嚥とは
- 食塊
- 声門
- 食物や唾液が声門を越えて気管に入ることを誤嚥という
- 右主気管支のほうが太く傾斜が急なため、誤嚥したものは右肺に入りやすい

観察ポイント・フィジカルアセスメントと根拠

急性期の観察ポイントとフィジカルアセスメント

●呼吸状態

観察ポイント
- ☐ バイタルサイン ☐ 意識レベル ☐ 呼吸音 ☐ チアノーゼ ☐ 呼吸困難
- ☐ 喀痰・咳嗽

肺は生命維持に必要なガス交換を行う重要な臓器です。肺炎によって肺が障害されてしまうと、**呼吸困難**が出現するだけでなく、生命維持も困難になる場合があります。**生命維持のための換気**が十分にできているかどうかを観察・アセスメントしましょう。

また、急性期では**酸素消費量を最小限にして体力の消耗を防ぐ**ことが大切です。喀痰や咳嗽も体力を消耗させる原因となるので、労作後の呼吸状態を観察してより効率的な喀痰・咳嗽の方法をアセスメントしましょう。

●栄養状態

観察ポイント
- ☐ 食欲 ☐ 食事・水分摂取量 ☐ 血液検査データ（血清アルブミン、血清総タンパクなど）

食欲が低下し、発熱や発汗による**脱水**を起こしやすいため、**必要な栄養素と十分な水分が摂取できているか**を観察・アセスメントします。

慢性期の観察ポイントとフィジカルアセスメント

●呼吸状態

観察ポイント
- ☐ 呼吸 ☐ 呼吸音 ☐ チアノーゼ ☐ 呼吸困難 ☐ 喀痰・咳嗽

慢性期では**呼吸機能と運動強度とのバランス**が重要です。**労作前後の呼吸状態**を観察して、運動強度が適切かどうかをアセスメントします。

Rink 意識レベル P.43　呼吸音 P.67

腸閉塞・イレウス

腸閉塞・イレウスの基礎知識

どんな病気？ 原因は？[15]

腸の内容物が肛門側へ送られる動きが何らかの原因によって障害された状態をいいます。腸内容物の通り道が何らかの原因で塞がってしまうことを**腸閉塞**、腸内容物の通り道は塞がっていないが、腸内容物が何らかの原因で肛門側に送られないことを**イレウス**とよびます。

腸閉塞の原因は約65％が**癒着**（通常管状になっている腸が何らかの原因によってくっついてしまうこと）で、約15％が**がん**などです。

■腸閉塞・イレウスの分類

腸閉塞	イレウス
●腸内容物の通り道が何らかの原因で塞がっている	●腸内容物の通り道は塞がっていないが、内容物を肛門側に送り出す機能に問題がある

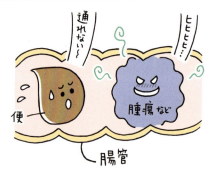
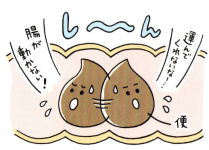

単純性（閉塞性）腸閉塞	複雑性（絞扼性）腸閉塞	麻痺性イレウス	けいれん性イレウス
●腸管の血行障害がない	●腸管の血行障害がある	●腸管に運動麻痺がある	●腸管がけいれんしている

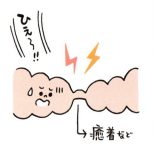
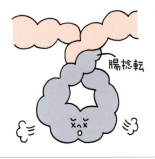
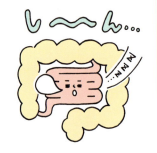
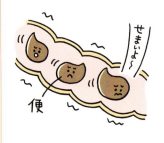

腸閉塞・イレウスの症状は？

腸閉塞・イレウスでは腸内容物が肛門側に移動できないため、**腹痛**、**腹部膨満**、**悪心・嘔吐**のほか、**脱水**、排ガス・排便の停止、腹部の圧痛（筋性防御、ブルンベルグ徴候）、腹部の聴診での金属音の聴取や腸蠕動音の減弱・消失などがみられます。

単純性（閉塞性）腸閉塞での腹痛は**間欠的**に生じることが多く、症状は比較的**ゆっくり**と進行します。単純性（閉塞性）腸閉塞は、イレウス管とよばれる管を鼻から挿入・留置して治療します。

複雑性（絞扼性）腸閉塞での腹痛は**持続的**に生じることが多く、症状は比較的**急激**に進行するため緊急手術の適応となります。

■腸閉塞・イレウスの症状

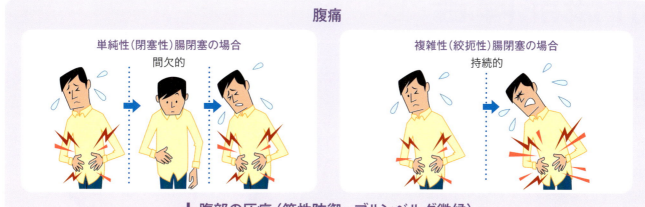

腹痛
単純性（閉塞性）腸閉塞の場合　間欠的
複雑性（絞扼性）腸閉塞の場合　持続的

＋腹部の圧痛（筋性防御・ブルンベルグ徴候）

排ガス・排便の停止

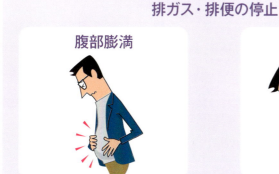

腹部膨満

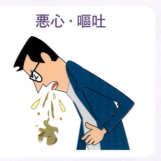

悪心・嘔吐

脱水

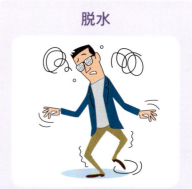

腹部の聴診での金属音の聴取、腸蠕動音の減弱・消失

観察ポイント・フィジカルアセスメントと根拠

腸閉塞・イレウスの観察ポイント・フィジカルアセスメントと根拠

● 自覚症状の観察

| 観察ポイント | □ 腹痛の有無と性状の問診　□ 悪心・嘔吐 |

　腸閉塞・イレウスでは、腸の内容物が肛門側に流れないことで腹部に貯留し、**腹痛**や**悪心・嘔吐**が生じます。まずは患者さんの自覚症状を観察して、疾患の**進行程度をアセスメント**しましょう。

● 腹部の観察

| 観察ポイント | □ 腹部膨満　□ 腹部の圧痛　□ 腸蠕動音　□ 排ガス・排便の有無と量・性状 |

　腸内に内容物が貯留し、**腹部膨満**や**痛み**が出現します。治療とともに改善すると、腸蠕動運動が再開し、**金属音から正常な腸蠕動音へ**と変化します。閉塞していた部位が開通することによって**排便**も再開するため、便の有無や性状も観察しましょう。

Rink　腹部の圧痛（腹部の触診）P.89　　腸蠕動音（腹部の聴診）P.86　　問診 P.4

肝機能障害[1]

肝機能障害の基礎知識

どんな病気？　原因は？

肝機能に関する血液生化学的検査（AST*[GOT*]、ALT*[GPT*]、ALP*、γ-GT*、総ビリルビン、直接ビリルビン、総タンパク、アルブミン、総コレステロールなど）に異常を示すすべての状態を肝機能障害といいます。また、これらの異常を引き起こすすべての疾患や病態が原因となります。おもな原因は、**肝炎ウイルスへの感染**（ウイルス性肝機能障害）、**カロリーの過剰摂取**（脂肪肝）、**アルコールの過剰摂取**（アルコール性肝機能障害）、**毒性をもった食物の摂取や薬のアレルギー**（薬物性肝機能障害）などがあります。

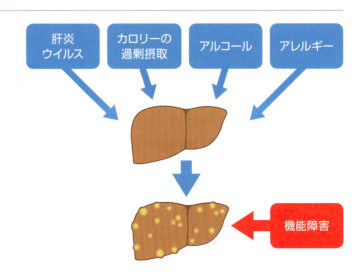

肝機能障害の症状は？

肝機能障害の代表的な症状は**下表**のとおりです。

■肝機能障害の症状

症状	原因
意識障害・神経症状	●通常肝臓で分解される血液中のアンモニアが分解されずに血中濃度が上昇すると、意識障害などが出現する ●**意識レベルの低下**や**見当識障害**、**羽ばたき振戦**などがみられる
黄疸	●通常ビリルビンは肝臓から胆汁として腸を経由して排出されるが、肝臓の機能が低下すると肝臓から胆汁として排出されなくなり体内に貯留する ●体内で過剰になったビリルビンは**皮膚や眼球結膜に沈着して黄色みがかったような色になり**、これを黄疸という
腹壁皮下静脈怒張、腹水・浮腫	●肝臓に障害が起こると、消化管からの血液を肝臓に送る門脈の血流が障害され門脈圧が亢進する ●行き場を失った消化管からの血液は、腹部表面に逃げ道（側副路）をつくる。これを**腹壁皮下静脈怒張（メデューサの頭）**という ●さらに行き場を失った血管から漏れ出した水分が腹部に貯留したり、通常肝臓で合成されるアルブミンが肝臓の機能低下により合成されなくなり、腹水や浮腫が出現する ■腹壁皮下静脈怒張
女性化乳房	●通常肝臓で分解されるエストロゲン（女性ホルモン）が分解されずに血中濃度が上昇すると**女性化乳房**が出現する

観察ポイント・フィジカルアセスメントと根拠

肝機能障害の観察ポイント・フィジカルアセスメントと根拠

●意識障害

| 観察ポイント | ☐ 意識レベル　☐ 羽ばたき振戦 |

■羽ばたき振戦の観察法
前腕を床やテーブルの上などに固定して手関節を背屈させると、羽ばたき振戦が観察できる。

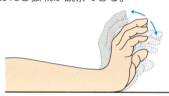

肝機能障害によって通常肝臓で分解されるアンモニアが分解されずに血中のアンモニア濃度が上昇すると、**意識障害**や**羽ばたき振戦**が出現します。意識障害の出現は生命への危険に直結するので、こまめに観察します。

●腹水・浮腫

| 観察ポイント | ☐ 腹部の打診　☐ 腹囲 |

肝機能障害による**腹水や浮腫がある場合には、増強がないかどうか**を毎日観察してアセスメントします。腹水は直接目で観察することができません。そこで腹水の有無を観察する場合には打診を行い、腹水の量を観察する場合には腹囲を測定して、間接的に観察します。

■腹水の観察法

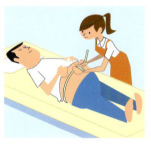

腹囲の測定
仰臥位で膝を伸ばし、臍の位置で腹囲を測定する

打診
●仰臥位では、腹水は腹部の周囲にまわり込むために、腹部中央は鼓音、側腹部や下腹部は濁音となる
●側臥位では、腹水は下側に移動し、上が鼓音、下が濁音となる

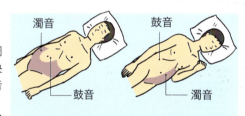

濁音：腹水が貯留している部分。側臥位になると腹水も重力で移動するため濁音の部位も移動する

●黄疸

| 観察ポイント | ☐ 眼球結膜・皮膚の黄染 |

黄疸が出現しやすい**眼球結膜**や**皮膚**を観察します。軽度の黄疸は蛍光灯などの人工灯では観察しにくいため、**自然光のもとで観察**します。

■眼球結膜の黄疸の観察法
❶右眼の場合、患者さんに左前下方をみてもらう
❷観察者は左母指で患者さんの上眼瞼を右上方に引き上げ眼球結膜（白眼）の部分を観察する

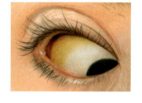

●排便の状況

| 観察ポイント | ☐ 腸蠕動音　☐ 腹部の張り・腹痛　☐ 排便の有無・性状・量　☐ 排便の間隔
☐ 入院前の排便習慣 |

便秘になると便で排出されるはずのアンモニアが体内に貯留し、**意識障害**を引き起こす原因となります。便秘がある場合には、**食物繊維を含む食事**を摂取する、**臥床時間を減らして腸蠕動運動を活発にする**などの援助を行います。

Rink 意識レベル P.43　腸蠕動音 P.86

腎不全 1、6、7

腎不全の基礎知識

どんな病気？　原因は？

腎不全は、**腎臓の機能が低下したために生体の恒常性を維持できなくなった状態**のことをいいます。腎機能障害が数時間から数日で出現した場合には**急性腎不全**、数か月から数年で出現した場合には**慢性腎不全**といいます。急性腎不全の原因は、脱水やショックなどの**腎前性**、急性尿細管壊死などの**腎性**、尿路閉塞などの**腎後性**に分けられ、腎機能障害は元どおりに回復します（**可逆的**）。

慢性腎不全の原因は腎臓の基本的な単位である**ネフロン**が壊れてしまうことで起こります。糖尿病腎症や慢性糸球体腎炎、良性腎硬化症が原疾患として存在することが多くあり、腎機能障害は**元どおりになりません**（**不可逆的**）。

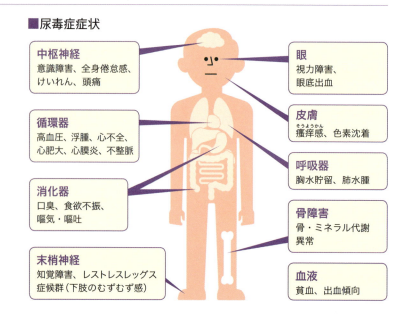

■腎前性・腎性・腎後性腎不全の病態生理

柿添豊，冨田公夫，斉藤しのぶ 著，佐藤千史，井上智子 編：急性腎不全，人体の構造と機能からみた病態生理ビジュアルマップ［3］代謝疾患／内分泌疾患／血液・造血器疾患／腎・泌尿器疾患，医学書院，東京，2011：136-137を参考に作成

腎不全の症状は？

腎前性急性腎不全では何らかの原因で腎臓に送られる血液の量が減少することによって、1日の尿量が400mL以下になる**乏尿**や**血圧低下**、**頻脈**、**体重減少**が起こります。腎性急性腎不全では腎臓自体が何らかの原因により障害されてはたらきが悪くなることから、**乏尿**や**高血圧**、**浮腫**、**心不全**や**肺水腫**が起こります。腎後性急性腎不全では、尿はつくられるものの尿が体外に排出される通り道がふさがれているために、**乏尿**や**無尿**（1日の尿量が100mL以下）が出現します。すべての急性腎不全では腎臓から体内の老廃物が排出される機能も障害されるため、**全身倦怠感**や**食欲不振**、**嘔気・嘔吐**などの**尿毒症症状**も現れます。

■尿毒症症状

- 中枢神経：意識障害、全身倦怠感、けいれん、頭痛
- 循環器：高血圧、浮腫、心不全、心肥大、心膜炎、不整脈
- 消化器：口臭、食欲不振、嘔気・嘔吐
- 末梢神経：知覚障害、レストレスレッグス症候群（下肢のむずむず感）
- 眼：視力障害、眼底出血
- 皮膚：瘙痒感、色素沈着
- 呼吸器：胸水貯留、肺水腫
- 骨障害：骨・ミネラル代謝異常
- 血液：貧血、出血傾向

観察ポイント・フィジカルアセスメントと根拠

急性腎不全の観察ポイント・フィジカルアセスメントと根拠

●循環動態の観察

観察ポイント ☐ 血圧、脈拍　☐ 体重　☐ 浮腫　☐ 尿量　☐ 水分出納

腎前性急性腎不全と腎性急性腎不全では**血圧**の異常が出現します。特に腎前性急性腎不全での血圧低下は生命にかかわるので、こまめに観察を行います。

さらに、体内の水分バランスを調整する臓器である腎臓が障害されているために**尿量減少**や**浮腫**が出現します。これらの程度や変化も観察しましょう。

●尿毒症症状の観察

観察ポイント ☐ 全身倦怠感　☐ 易疲労感　☐ 食欲　☐ 嘔気・嘔吐

体内の老廃物を体外に排出する腎臓の機能が低下すると、体内に老廃物が蓄積することで**尿毒症症状**が出現しやすくなります。このアセスメントのために**全身倦怠感**や**食欲**、**嘔気・嘔吐**の有無を観察します。

慢性腎不全の観察ポイント・フィジカルアセスメントと根拠

●水分出納

観察ポイント ☐ 体重　☐ 浮腫　☐ 尿量　☐ 水分出納

慢性腎不全が進行して腎臓の機能が低下すると、**尿の生成量が減少して体内に水分が貯留**しやすくなります。**体重**や**浮腫**、**尿量**を毎日測定してその増減を観察して体内への水分貯留の有無をアセスメントします。

●栄養状態

観察ポイント ☐ 体重　☐ 食事量　☐ 血液検査データ（血清総タンパク、血清アルブミンなど）　☐ 食欲

慢性腎不全では腎臓に過度の負担をかけないために**塩分とタンパク質の摂取制限**を行います。この制限によって食事の味が合わずに食欲が低下したり、栄養状況が悪化するおそれがあります。塩分やタンパク質の摂取制限の範囲内で食事がとれているかをアセスメントします。

■慢性腎臓病に対する食事療法基準

エネルギー (kcal/kg 体重 / 日)	タンパク質 (g/kg 体重 / 日)	食塩 (g/ 日)	カリウム (mg/ 日)
25 〜 35	0.6 〜 1.0	3.0 以上、6.0 未満	1,500 〜 2,000 以下

日本腎臓学会 編：慢性腎臓病に対する食事療法基準 2014年版，東京医学社，東京，2014：2より作成

　血圧 P.30　脈拍 P.18　浮腫 P.79

糖尿病 [1,8]

糖尿病の基礎知識

どんな病気？ 原因は？

細胞のエネルギー源であるブドウ糖は、インスリンが細胞の扉を開けることで細胞に取り込まれます。糖尿病は**インスリン**が不足しているか、まったく分泌されないことによって発症する**慢性の高血糖**を特徴とする疾患で**1型糖尿病**と**2型糖尿病**があります。1型糖尿病は**インスリンが極端に減少するか分泌できなくなる**ために起こります（インスリン分泌障害）。

2型糖尿病は過食や運動不足などの生活習慣によって起こり、**インスリンが減少したりインスリンのはたらきが悪くなる**こと（インスリン抵抗性亢進）で起こります。

■インスリン分泌障害とインスリン抵抗性亢進

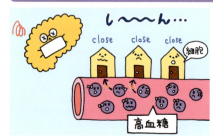

糖尿病の症状は？

■正常なブドウ糖とインスリンのしくみ

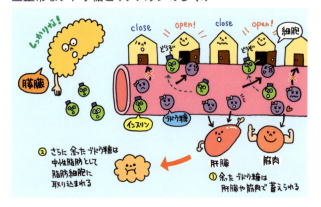

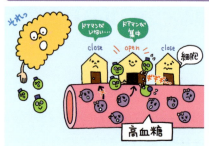

糖尿病による症状はありませんが、糖尿病が引き起こす**高血糖によってさまざまな症状が現れます**。高血糖による症状には、**口渇**、**多飲**、**多尿**、**空腹感**、**過食**、**体重減少**、**全身倦怠感**、**易疲労性**、**瘙痒感**などがあります。

糖尿病による高血糖状態が続くと合併症が出現します。急激に症状が出現する急性合併症には、**糖尿病ケトアシドーシス**、**高浸透圧高血糖症候群**があり、おもな症状は**昏睡**です。緩やかに症状が出現する慢性合併症には、**糖尿病網膜症**や**糖尿病腎症**、**糖尿病神経症**などがあります。

■高血糖や慢性合併症によるおもな症状

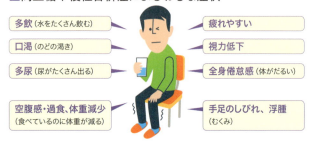

■慢性合併症

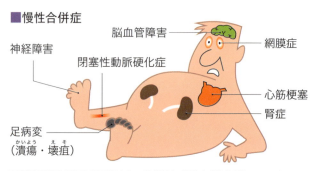

医療情報科学研究所 編:病気がみえる vol.3 糖尿病・代謝・内分泌 第3版,メディックメディア,東京,2012:12より転載

観察ポイント・フィジカルアセスメントと根拠

糖尿病の観察ポイント・フィジカルアセスメントと根拠

●血糖値の変動

観察ポイント　□血糖値

　糖尿病は通常よりも高い**血糖値**を示す病気ですので、血糖値を測定してその値や変動を観察します。血糖値は**決められた時間**と**低血糖が疑われる場合**に測定します。血糖値は常に変動するものですが、**なぜ変動したのかを把握すること**が重要です。食事などの情報を含めて血糖値の変動について日々アセスメントします。

●低血糖症状

観察ポイント
□冷汗・動悸・手指の震え・顔面蒼白（がんめんそうはく）
□脈拍
□意識レベル

　低血糖症状は、糖尿病に対して薬物による治療を行っている場合に起こる症状です（**右表**）。低血糖症状が出現した場合には身体の生命維持に必要な**ブドウ糖が不足していることを意味します**。低血糖症状がさらに進行すると**昏睡状態**に陥るため意識レベルの低下や消失が出現します。このような重篤な症状が出現する前に異常に気がつくことが重要です。

■低血糖症状

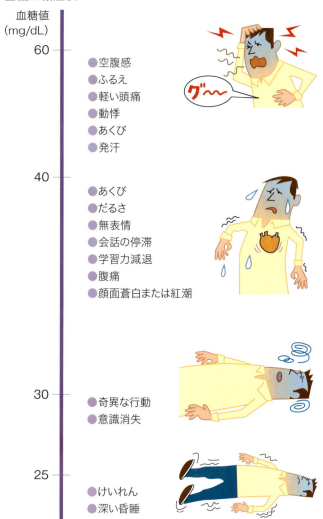

血糖値（mg/dL）
60 —
●空腹感
●ふるえ
●軽い頭痛
●動悸
●あくび
●発汗

40 —
●あくび
●だるさ
●無表情
●会話の停滞
●学習力減退
●腹痛
●顔面蒼白または紅潮

30 —
●奇異な行動
●意識消失

25 —
●けいれん
●深い昏睡

吉岡成人 他：系統別看護学講座 専門分野Ⅱ 成人看護学⑥ 内分泌・代謝 第14版, 医学書院, 東京, 2015：160を参考に作成

●食事や水分の摂取状況

観察ポイント　□食事・間食、飲み物の内容や摂取量、摂取時間　□満腹感や満足感

　糖尿病による空腹感によって食べ過ぎてしまうことがあります。**食べ過ぎはさらなる高血糖状態を生み出してしまう**という悪循環につながります。食事療法が適切にできているか上記の観察ポイントを観察してアセスメントします。

大腿骨頸部骨折／大腿骨転子部骨折[6,11]

大腿骨頸部骨折／大腿骨転子部骨折の基礎知識

どんな病気？　原因は？

大腿骨頸部骨折／大腿骨転子部骨折は**大腿骨の上部の骨折**のことで、折れる部位によって**大腿骨頸部骨折**や**大腿骨転子部骨折**などに分けられます。骨粗鬆症で骨がもろくなりやすい**高齢者(特に女性)**に多く、ほとんどの原因は**転倒**です。

大腿骨頸部には一度折れた骨をくっつける役目を担う**骨膜**がないために骨が融合しにくいという特徴があります。さらに頸部に血液を供給する血管が骨折で遮断されるので、**骨頭壊死**を起こしやすくなります。一方、大腿骨転子部は骨膜があり血流が遮断されることがないので、骨融合しやすいという特徴があります。

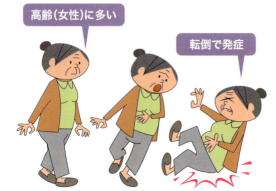

■骨折の分類

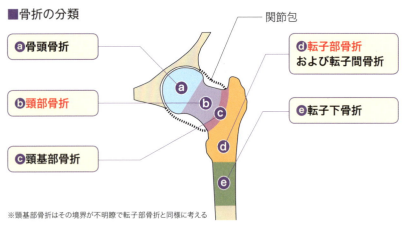

- ⓐ 骨頭骨折
- ⓑ **頸部骨折**
- ⓒ 頸基部骨折
- ⓓ **転子部骨折**および転子間骨折
- ⓔ 転子下骨折
- 関節包

※頸基部骨折はその境界が不明瞭で転子部骨折と同様に考える

さまざまな骨折部位がありますが、発生頻度が高いのが大腿骨頸部骨折／大腿骨転子部骨折です

大腿骨頸部骨折／大腿骨転子部骨折の症状は？

発症直後は**右表**のような症状が出現します。手術後は疼痛や手術部位の感染、脱臼、深部静脈血栓症や肺血栓塞栓症などの術後合併症が起こりやすくなります。

■大腿骨頸部骨折／大腿骨転子部骨折のおもな症状

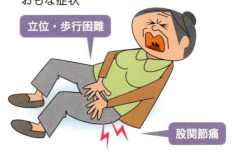

立位・歩行困難／股関節痛

■大腿骨頸部骨折／大腿骨転子部骨折の症状

大腿骨頸部骨折に特徴的な症状	● 疼痛は大腿骨転子部骨折よりも比較的軽い ● 骨折部の**出血量が少ない** ● 骨折した部位の骨の位置のずれ(転位)が大きいと**骨頭側の血流が途切れる可能性が高くなる**
大腿骨転子部骨折に特徴的な症状	● 骨折部の骨の位置のずれ(転位)が大きく、疼痛が強い ● 骨折部からの**出血量が多く**(500〜1,000mL)、全身の血行動態に影響を及ぼす
大腿骨頸部骨折・大腿骨転子部骨折に共通の症状	● 転倒後、股関節痛を訴え、**立位や歩行が困難**になる ● 股関節を動かすと、疼痛が増強する ● **偽関節**(骨折部が骨融合しないこと)が起こる場合がある

観察ポイント・フィジカルアセスメントと根拠

受傷直後の観察ポイント・フィジカルアセスメントと根拠

●出血性ショック

| 観察ポイント | □バイタルサイン　□意識レベル　□出血　□創部の腫脹や色　□疼痛 |

骨折による出血は**観察しにくい体内で起こっている可能性**もあります。多量の出血では生命の危険が生じますので、こまめなバイタルサインの測定と意識レベルの観察をしてアセスメントを行います。

手術直後の観察ポイント・フィジカルアセスメントと根拠

●全身状態と疼痛・感染徴候

| 観察ポイント | □バイタルサイン　□意識レベル　□創部の状態（発赤、腫脹、疼痛、熱感、浸出液） |

手術後は**創部の出血と感染**が起こっていないかを観察してアセスメントしましょう。特に出血が多い場合には血圧や意識レベルの低下が起こり生命への危険が生じますので、**手術直後はこまめな観察**が必要です。

●深部静脈血栓症と肺血栓塞栓症

| 観察ポイント | □下肢の倦怠感　□下肢の疼痛　□下肢の腫脹　□胸痛　□バイタルサイン（呼吸）　□SpO_2 |

手術後は安静や手術による血管への侵襲によって深部静脈血栓症や肺血栓塞栓症が発症しやすい状態です。上記のポイントで定期的に観察し、**弾性ストッキング**の着用や**足関節の自動・他動運動**、**水分摂取**を促して、発症予防に努めます。

■弾性ストッキングの着用時の観察ポイント

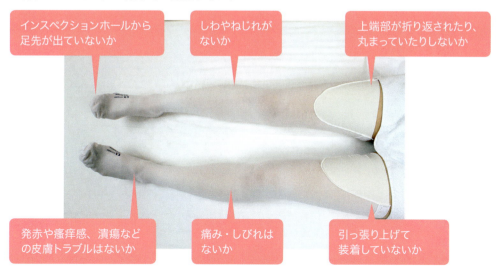

- インスペクションホールから足先が出ていないか
- しわやねじれがないか
- 上端部が折り返されたり、丸まっていたりしないか
- 発赤や瘙痒感、潰瘍などの皮膚トラブルはないか
- 痛み・しびれはないか
- 引っ張り上げて装着していないか

Rink　意識レベル P.43　呼吸 P.24　呼吸音 P.67

ベッド上安静の患者さん

ベッド上安静の場合の基礎知識

どんなリスクがあるの？

ベッド上で安静を強いられる患者さんには、原因となっている疾患による影響のほかにもさまざまな悪影響が出現します。その代表的なものが、肺炎と便秘です。普段立位や座位で過ごしている人が長時間臥位になっているだけで新しい病気が生まれてしまうリスクがあるのです。

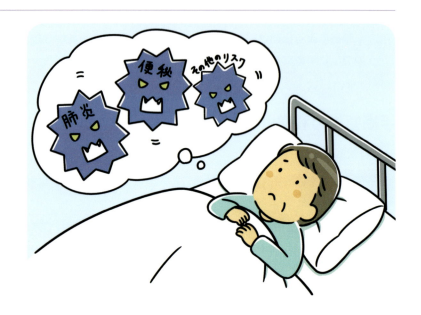

どんな疾患・症状が起こるの？

ベッド上安静で体動が少なく疾患などによって体力低下がある場合には、口腔内の唾液が気道内に流れ込み誤嚥を生じるリスクが高くなります。通常、気管内に異物が流れ込んだ場合にはむせることで体外に排出しますが、体力低下や創痛などでしっかりとむせることができない場合には気管内の異物を排泄できずに誤嚥性肺炎を起こします。

また、安静臥床による体動の減少は腸蠕動運動も減少させるため、弛緩性便秘を引き起こします。さらに、ベッド上での排泄ではしっかりと腹圧をかけることができないために直腸内に便が残ってしまい、直腸性便秘の原因となります。

■便秘の分類

機能性便秘			器質性便秘
弛緩性便秘	けいれん性便秘	直腸性便秘	
硬い便	兎糞状の固い便	太くて固い便	鉛筆状の細い便
大腸運動の鈍化と緊張の低下による便輸送の遅延や、大腸内の水分過吸収が原因	副交感神経の過緊張による直腸のけいれん性収縮(狭窄)が原因	便意があっても排便のがまんを繰り返すことが原因	大腸がんや大腸の癒着などによる大腸の狭窄・閉塞が原因

観察ポイント・フィジカルアセスメントと根拠

ベッド上安静の患者さんの観察ポイント・フィジカルアセスメントと根拠

●呼吸状態

観察ポイント	□呼吸　□呼吸音　□SpO₂　□チアノーゼ・咳嗽・喀痰

安静臥床の患者さんの**呼吸状態の観察では異常の早期発見が重要**です。呼吸に関連する疾患を有していない場合でも、上記の観察を1日に1回は実施して、安静臥床による呼吸状態への影響がないかをアセスメントしましょう。

安静臥床による肺炎の予防には、**体位変換**や**口腔ケア**が有効です。口腔ケアや食事の際には誤嚥を起こしにくい体位をとるなどの援助も行います。

■誤嚥予防のための口腔ケアや食事時の体位
❶仰臥位でベッドを30度にギャッジアップする
❷顎と前胸部にこぶし1つ分が入るくらいに頸部を前屈させる

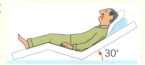

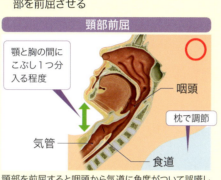

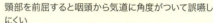

頸部を前屈すると咽頭から気道に角度がついて誤嚥しにくい

●排便に関する観察

観察ポイント	□腸蠕動音　□腹部の張り・腹痛　□排便の有無・性状・量　□排便間隔 □入院前の排便習慣

安静臥床の患者さんの便秘は早期発見が重要です。まずは**入院前の排便習慣と入院後の排便の間隔などに注目**し、便秘が起こっているのかどうかをアセスメントします。また、腸の中で便がつくられているかどうかは**腸蠕動運動**を観察することで把握できます。腸で便をつくる動きがあるのかどうかや、便が貯留していないかどうかを腸蠕動音や**腹部の張り・腹痛の有無**で観察・アセスメントします。

安静臥床の状態でも腹部のマッサージや腰背部の**温罨法**などで腸蠕動運動を促すことができますので、観察と合わせてケアも実施しましょう。

Rink　呼吸 P.24　呼吸音 P.67　SpO₂ P.72　腸蠕動音（腹部の聴診）P.86　腹部の触診 P.89

略語一覧

* 【ADL】activities of daily living：日常生活動作
* 【AHF】acute heart disease：急性心不全
* 【ALP】alkaline phosphatase：アルカリホスファターゼ
* 【ALT】alanine aminotransferase：アラニンアミノトランスフェラーゼ
* 【AST】aspartate aminotransferase：アスパラギン酸アミノトランスフェラーゼ
* 【CHF】chronic heart disease：慢性心不全
* 【COPD】chronic obstructive pulmonary disease：慢性閉塞性肺疾患
* 【GCS】Glasgow coma scale：グラスゴーコーマスケール
* 【GOT】glutamic oxaloacetic transaminase：グルタミン酸オキサロ酢酸トランスアミナーゼ
* 【GPT】glutamic pyruvic transaminase：グルタミン酸ピルビン酸トランスアミナーゼ
* 【HTN】hypertension：高血圧
* 【HT】hypertension：高血圧
* 【HBP】high blood pressure：高血圧
* 【JCS】Japan coma scale：ジャパンコーマスケール
* 【MMT】manual muscle test：徒手筋力テスト
* 【ROM】range of motion：関節可動域
* 【SpO₂】saturation of percutaneous oxygen：経皮的動脈血酸素飽和度
* 【γ-GT】gamma-glutamyltranspeptidase：γ-グルタミルトランスペプチダーゼ

参考文献

1. 中村充浩, 北島泰子:実習で受け持つ患者さんの基礎疾患, ここに注意！ 基礎疾患からみる 観察ポイントとケア. プチナース 2015；24（8）：22-40.
2. 新見明子 編：根拠がわかる疾患別看護過程. 南江堂, 東京, 2010：29-46.
3. 医療情報科学研究所 編：病気がみえる vol.2 循環器. メディックメディア, 東京, 2010：56-71.
4. 貝瀬友子 他 著：看護学生のための疾患別看護過程 vol.1 よくわかるBOOK. メヂカルフレンド, 東京, 2011：200-239.
5. 山口瑞穂子 他 監：疾患別看護過程の展開 第3版. 学研メディカル秀潤社, 東京, 2008：493-523.
6. 長谷川雅美 他 監：改訂版 疾患と看護過程実践ガイド. 医学芸術社, 東京, 2008：142-154, 300-313, 426-438.
7. 医療情報科学研究所 編：病気がみえる vol.8 腎・泌尿器 第2版. メディックメディア, 東京, 2014：202-223.
8. 医療情報科学研究所 編：病気がみえる vol.3 糖尿病・代謝・内分泌 第4版. メディックメディア, 東京, 2014, 12-29.
9. 医療情報科学研究所 編：病気がみえる vol.4 呼吸器. メディックメディア, 東京, 2013：118-131.
10. 浅田摩紀 著, 任和子 監：病期・発達段階の視点でみる疾患別看護過程 誤嚥性肺炎. プチナース 2015；24（5）：2-19.
11. 吉田玉美 著, 任和子 監：病期・発達段階の視点でみる疾患別看護過程 大腿骨頸部／転子部骨折. プチナース 2015；24（9）：2-19.
12. 任和子 著者代表：系統看護学講座 専門分野I 基礎看護学3 基礎看護技術II. 医学書院, 東京, 2013：54.
13. 和田攻 他 編：看護大事典 第2版. 医学書院, 東京, 2010：993-994.
14. 日本高血圧学会高血圧治療ガイドライン作成委員会 編：高血圧治療ガイドライン 2014. ライフサイエンス出版, 東京, 2014：19.
15. 急性腹症診療ガイドライン出版委員会 編：急性腹症診療ガイドライン 2015. 医学書院, 東京, 2015.

| 資料 2 | 栄養・排泄のアセスメント |

栄養のアセスメント

BMI (body mass index)・理想体重

■計算式

$$BMI = 体重(kg) \div [身長(m)]^2$$
$$理想体重(kg) = [身長(m)]^2 \times 22$$

■BMIの判定基準

BMI	判定
18.5 未満	低体重(やせ)
18.5 以上、25.0 未満	普通
25.0 以上、30.0 未満	肥満1度
30.0 以上、35.0 未満	肥満2度
35.0 以上、40.0 未満	肥満3度
40.0 以上	肥満4度

体重変化率(%UBW:% usual body weight)

■計算式

$$\%UBW = [通常時体重(kg) - 実測体重(kg)] \div 通常時体重(kg) \times 100$$

■体重変化率の判定基準

1週間で1～2%以上	
1か月で5%以上	➡有意な体重変化と判定
3か月で7.5%以上	
6か月で10%以上	

%理想体重

■計算式

$$\%理想体重(\%) = 現在の体重(kg) \div 理想体重(kg) \times 100$$

■%理想体重の判定基準

%理想体重	判定
80～90%	軽度栄養障害
70～79%	中等度栄養障害
0～69%	高度栄養障害

%健常体重

■計算式

$$\%健常体重(\%) = 現在の体重(kg) \div 通常時の体重(kg) \times 100$$

■%健常体重の判定基準

%理想体重	判定
85～95%	軽度栄養障害
75～84%	中等度栄養障害
0～74%	高度栄養障害

推定エネルギー必要量 (kcal/日)

性別		男性			女性		
身体活動レベル[1]（**下表参照**）		Ⅰ	Ⅱ	Ⅲ	Ⅰ	Ⅱ	Ⅲ
0〜5（月）		——	550	——	——	500	——
6〜8（月）		——	650	——	——	600	——
9〜11（月）		——	700	——	——	650	——
1〜2（歳）		——	950	——	——	900	——
3〜5（歳）		——	1,300	——	——	1,250	——
6〜7（歳）		1,350	1,550	1,750	1,250	1,450	1,650
8〜9（歳）		1,600	1,850	2,100	1,500	1,700	1,900
10〜11（歳）		1,950	2,250	2,500	1,850	2,100	2,350
12〜14（歳）		2,300	2,600	2,900	2,150	2,400	2,700
15〜17（歳）		2,500	2,850	3,150	2,050	2,300	2,550
18〜29（歳）		2,300	2,650	3,050	1,650	1,950	2,200
30〜49（歳）		2,300	2,650	3,050	1,750	2,000	2,300
50〜69（歳）		2,100	2,450	2,800	1,650	1,900	2,200
70以上（歳）[2]		1,850	2,200	2,500	1,500	1,750	2,000
妊婦（付加量）[3]	初期					＋50	
	中期					＋250	
	後期					＋450	
授乳婦（付加量）						＋350	

1 身体活動レベルは、低い、ふつう、高いの3つのレベルとして、それぞれⅠ、Ⅱ、Ⅲで示した。
2 主として70〜75歳ならびに自由な生活を営んでいる対象者に基づく報告から算定した。
3 妊婦個々の体格や妊娠中の体重増加量、胎児の発育状況の評価を行うことが必要である。
注1：活用にあたっては、食事摂取状況のアセスメント、体重およびBMIの把握を行い、エネルギーの過不足は、体重の変化またはBMIを用いて評価すること。
注2：身体活動レベルⅠの場合、少ないエネルギー消費量に見合った少ないエネルギー摂取量を維持することになるため、健康の保持・増進の観点からは、身体活動量を増加させる必要があること。
厚生労働省：日本人の食事摂取基準（2015年版）より引用

身体活動レベル

Ⅰ（低い）	Ⅱ（ふつう）	Ⅲ（高い）
生活の大部分が座位で、静的な活動が中心の場合	座位中心の仕事だが、職場内での移動や立位での作業・接客など、あるいは通勤・買い物・家事、軽いスポーツなどいずれかを含む場合	移動や立位の多い仕事への従事者、あるいはスポーツなど余暇における活発な運動習慣をもっている場合

排泄のアセスメント

尿の性状

	正常	異常
量	1,000～2,000mL	●無尿：100mL/日以下 ●乏尿：400mL/日以下 ●多尿：2,500mL/日以上
回数	5～6回/日	●稀尿：2回/日以下 ●頻尿：10回/日以上 ※回数は必ずしも特定できない
比重	1.015～1.025	●低比重：1.010以下 ●高比重：1.030以上
pH	4.5～7.4	●酸性尿：4.5以下 ●アルカリ尿：7.4以上
色調	淡黄色～黄褐色（透明）	●褐色 ●赤褐色 ●黄色 ●乳白色

尿の色調

正常	混濁尿		血尿	
	黄白色混濁尿、膿尿	乳び尿	顕微鏡的血尿	肉眼的血尿
淡黄色～淡黄褐色	●濁っている尿 ●腎・泌尿器感染による白血球の混入（膿尿）、リンパ液混入（乳び尿）などが原因 ●排尿後のpHや温度によって塩類が出たり、女性の腟分泌物が混入した場合は、病的でなくても起こる		●赤血球が混じっている尿 ●膀胱炎、腎・泌尿器の腫瘍、結石などが原因	

便の性状

	正常	異常
量	100～250g/日	食物繊維性食品の摂取、下痢・便秘で変化
回数	1～2回/日	便秘：3日以上排便がない状態、または毎日排便があっても残便感がある状態
pH	5.0～8.0（アルカリ性～中性）	
色調	黄褐色～茶褐色	●下部消化管からの出血：血便 ●胆道閉鎖時、バリウム服用後：灰白色便 ●上部消化管出血時：タール便、黒色便

ブリストル便形状スケール

消化管の通過時間	タイプ		形状
非常に遅い（約100時間）	1	便秘	コロコロ便：硬くコロコロした便（ウサギの糞のような便）
	2		硬い便：短く固まった硬い便
	3	正常	やや硬い便：水分が少なく、ひび割れている便
	4		普通便：表面がなめらかで適度なやわらかさの便
	5		ややややわらかい便：水分が多く、ややややわらかい便
	6	下痢	泥状便：形のない泥のような便
非常に早い（約10時間）	7		水様便：かたまりのない水のような便

索引

和文

あ
あえぎ呼吸 26

い
意識 10, 43
意識混濁 44
意識障害 43
意識状態のアセスメント 50
意識清明 43,44
意識の評価のしかた 47
意識レベル 43
意識レベル・覚醒度の分類 44
異常な呼吸の種類と特徴 26
痛み刺激 46
いびき音 72
イレウス 126

う
右心不全 115
運動機能評価 105

え
衛生学的手洗いを行うタイミング 8
栄養のアセスメント 138
腋窩温の測定 14

お
おもな関節と筋肉 91

か
外呼吸 65
下顎呼吸 26
覚醒度 43
拡張期血圧 30
額部温の測定 16
過呼吸 29
下肢での血圧測定のポイント 40
ガス交換 65

肝機能障害 128
眼球結膜の黄疸の観察法 29
眼球の位置と脳の障害部位 109
間質性肺炎 124
関節可動域とは 92
関節可動域のアセスメント 98
関節可動域の測定 93
関節可動域の測定方法と注意点 94
間接対光反射 108
感染予防 8
陥没呼吸 26

き
奇異呼吸 26
起座呼吸 29
基準値 10
急性心不全 114
仰臥位での聴取方法 70
胸膜摩擦音 72
共鳴音 6
筋・骨格系とは 91
筋・骨格系のフィジカルアセスメント 91
筋性防御 90

く
クスマウル（大）呼吸 29
口すぼめ呼吸 29
グラスゴー・コーマ・スケール 45,46

け
頸静脈の視診 77
　──のアセスメント 78
傾眠 44
血圧 10,30
　──のアセスメント 41
　──の値を規定する因子 30
　──の基準値 41
　──の測定部位とマンシェットの
　　幅のめやす 33
　──の生理的変動 41
血圧計の種類 40

血圧計のチェック 33
血圧測定のしかた 32
血圧測定部位を選択する際の
ポイント 32
減呼吸 29
見当識障害 44

こ
高血圧 118
　──となる血圧値 118
　──の原因 118
効率よく時間を使った
バイタルサイン測定 55
誤嚥性肺炎 125
鼓音 6,89
呼吸 10,24
　──のアセスメント 28
　──のしくみ 64
　──の視診 67
　──の生理的変動 28
　──の深さ 25
　──の深さの異常 29
　──のリズム 25
　──のリズムの異常 28
呼吸音と聴取部位 71
呼吸音のアセスメント 71
呼吸音の聴取部位：前面 69
呼吸音の聴取部位：背面 70
呼吸音の聴診 67
呼吸音の特徴 71
呼吸器系とは 64
呼吸器系のフィジカルアセスメント 64
呼吸困難 25
呼吸数 24
　──の基準値 28
呼吸測定のしかた 27
個人防護用具の装着 8
鼓膜温の測定 15
コロトコフ音 39
昏睡 44
昏迷 44

さ

細菌性肺炎	124
左心不全	115
酸素解離曲線	74

し

シーソー呼吸	26
視診とは	5
視診のポイント	5
失見当識	44
自動的関節可動域	92
嗜眠	44
ジャパン・コーマ・スケール	45
収縮期血圧	30
手指衛生	8
出血部位と血便の特徴	85
循環器系とは	75
循環器系のしくみ	76
循環器系のフィジカルアセスメント	75
循環器疾患の自覚症状	118
消化器系とは	83
消化器系のしくみ	84
消化器系のフィジカルアセスメント	83
触診とは	5
触診のポイント	5
触診法	31
——による血圧測定	35
徐呼吸	28
徐脈	23
心音のアセスメント	82
心音の聴取部位	81
心音の聴診	81
神経系とは	102
神経系のフィジカルアセスメント	102
心臓周囲の解剖	75
身体活動レベル	139
心不全による呼吸困難と体位	116
腎不全	130

す

錐体路	104
推定エネルギー必要量	139
水分出納と浮腫	117
水泡音	72

せ

脊髄神経の分類	103
脊髄の解剖	102
蠕動運動	85
せん妄	44

そ

側臥位での聴取方法	70

た

タール便	85
体温	10,12
——のアセスメント	17
——の基準値	17
——の生理的変動	17
——の測定部位と特徴	13
体温計の種類と特徴	13
体温測定のしかた	14
体温とは	12
体温変動のしくみ	12
対光反射の観察	108
対光反射の経路	107
体重変化率	138
大腿骨頸部骨折	134
大腿骨転子部骨折	134
体表から触れやすい動脈	20
濁音	6,89
打診音の種類と特徴	6
打診とは	6
打診のポイント	6
他動的関節可動域	92
弾性ストッキングの着用時の観察ポイント	135

ち

チアノーゼ	25
チェーンストークス呼吸	29
中心静脈圧の計算方法	78
中心静脈圧の推定	77
聴診器使用時の留意点	7
聴診器の使いかた	7
聴診器の部位名称	6
聴診とは	6
聴診のポイント	6
聴診法	31

（右列）

——による血圧測定	37
腸蠕動音のアセスメント	87
腸蠕動音の聴診のしかた	86
腸閉塞	126
直接対光反射	108

て

低血糖症状	133
笛音	72
笛声音	72
電子体温計	13

と

瞳孔径の計測	108
瞳孔のアセスメント	109
瞳孔の大きさの正常と異常	109
瞳孔の観察	108
橈骨動脈の探しかた	22
糖尿病	132
動揺胸郭	26
徒手筋力検査とは	92
徒手筋力検査のしかた	99
徒手筋力検査の判定基準	92
徒手筋力検査の方法	100
努力呼吸	26

な

内呼吸	65

に

尿毒症症状	130
尿の色調	140
尿の性状	140

ね

熱の産生	12
熱の放散	12
捻髪音	72

の

脳血管疾患の自覚症状	119
脳梗塞	120
脳出血	120
脳神経の分類	103
脳の解剖	102

は

肺炎	124
排泄のアセスメント	140
バイタルサイン測定とアセスメントの実際	52
バイタルサイン測定のタイミング	11
バイタルサイン測定のポイント	51
バイタルサインとは	10
バイタルサインの記録の書きかた	58
バイタルサインの種類	10
バイタルサインの報告のしかた	57
肺の解剖	66
廃用症候群の症状	121
ばち状指	26
発熱の経過と症状	17
羽ばたき振戦の観察法	129
バレー徴候	105
半昏睡	44
反跳痛	90

ひ

ビア樽状胸郭	122
ビオー呼吸	29
非接触式体温計	13
鼻翼呼吸	26
頻呼吸	28
頻脈	23

ふ

フィジカルアセスメント実施時の注意点	3
フィジカルアセスメントの順番（腹部以外）	2
フィジカルアセスメントの報告のしかた	111
フィジカルアセスメントの報告のポイント	110
フィジカルアセスメントの目的	62
副雑音の分類と発生機序	72
腹水の観察法	129
腹部の4区分法	88
腹部の9区分法	88
腹部の圧痛点	90
腹部の解剖	83
腹部の触診	89
腹部の触診のアセスメント	90
腹部の打診	88
腹部の打診音の特徴	89
腹部の打診のアセスメント	89
腹部のフィジカルアセスメントの順番	2
腹壁皮下静脈怒張	128
浮腫のアセスメント	80
浮腫の観察のしかた	79
浮腫のしくみ	79
ブリストル便形状スケール	140
ブルンベルグ徴候	90
フレイルチェスト	26

へ

ベル型	7
便の性状	140
便秘の分類	136

ま

膜型	7
──とベル型の違い	7
マックバーネー点	90
慢性腎臓病に対する食事療法基準	131
慢性心不全	114
慢性閉塞性肺疾患	122

み

耳式体温計	13
脈拍	10,18
──と血圧の関係	21
──のアセスメント	23
──の正常なリズムとリズム不整の種類	19
──の生理的変動	23
──の強さ	19
──のリズム	18
脈拍数	18
──の基準値	23
脈拍測定でよく使われる動脈	20
脈拍測定のしかた	22
ミンガッツィーニ試験	106

む

無呼吸	28

め

眼の解剖	107

も

もうろう状態	44
問診とは	4
問診の注意点	4
問診のポイント	4

ら

ランツ点	90

る

類鼾音	72

ろ

肋間と肋骨	66

欧文・略語・記号

%UBW	138
% 健常体重	138
% 理想体重	138
AHF	114
BMI	138
CHF	114
COPD	26,122
GCS	45,46
──での意識の評価のしかた	48
HBP	118
HT	118
HTN	118
JCS	45
──での意識の評価のしかた	47
MMT	92
──のしかた	99
ROM	92
──のアセスメント	98
──の測定	93
SpO_2	10
──測定のしかた	73
──とは	72
──のアセスメント	4

プチナースBOOKS

わかる！ 使える！
バイタルサイン・フィジカルアセスメント

2019年2月25日　第1版第1刷発行

著　者　中村　充浩
発行者　有賀　洋文
発行所　株式会社　照林社
〒 112-0002
東京都文京区小石川 2 丁目 3-23
電話　03－3815－4921（編集）
　　　 03－5689－7377（営業）
http://www.shorinsha.co.jp/
印刷所　大日本印刷株式会社

●本書に掲載された著作物（記事・写真・イラスト等）の翻訳・複写・転載・データベースへの取り込み、および送信
に関する許諾権は、照林社が保有します。
●本書の無断複写は、著作権法上の例外を除き禁じられています。本書を複写される場合は、事前に許諾を受けてく
ださい。また、本書をスキャンして PDF 化するなどの電子化は、私的使用に限り著作権法上認められていますが、
代行業者等の第三者による電子データ化および書籍化は、いかなる場合も認められていません。
●万一、落丁・乱丁などの不良品がございましたら、「制作部」あてにお送りください。送料小社負担にて良品とお取
り替えいたします（制作部 ☎ 0120-87-1174）。

検印省略（定価はカバーに表示してあります）
ISBN978-4-7965-2450-6
©Mitsuhiro Nakamura/2019/Printed in Japan